U0692118

孩子受益终身的

体锻炼

廖婷 编著

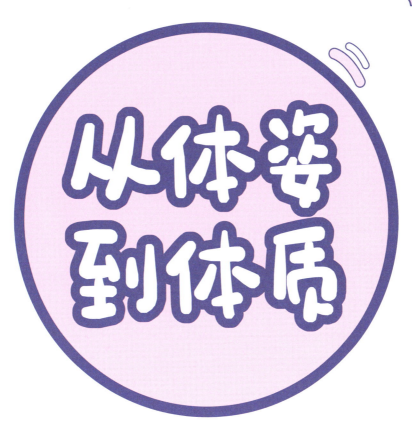

从体姿
到体质

人民邮电出版社
北京

图书在版编目（CIP）数据

从体姿到体质：让孩子受益终身的身体锻炼 / 廖婷
编著. -- 北京 : 人民邮电出版社, 2025. -- ISBN 978
-7-115-64898-3

Ⅰ．G806

中国国家版本馆 CIP 数据核字第 2024FD2475 号

免 责 声 明

　　本书内容旨在为大众提供有用的信息。所有材料（包括文本、图形和图像）仅供参考，
不能用于对特定疾病或症状的医疗诊断、建议或治疗。所有读者在针对任何一般性或特定
的健康问题开始某项锻炼之前，均应向专业的医疗保健机构或医生进行咨询。作者和出版
商都已尽可能确保本书技术上的准确性以及合理性，且并不特别推崇任何治疗方法、方案、
建议或本书中的其他信息，并特别声明，不会承担由于使用本出版物中的材料而遭受的任
何损伤所直接或间接产生的与个人或团体相关的一切责任、损失或风险。

内 容 提 要

　　本书首先介绍了身体姿势、动作与体质的发展特点及其紧密关系，明确了从纠正姿势
到形成正确动作模式，再到发展功能性体能的青少年身体锻炼策略。接着，本书解析了脊
柱侧弯、圆肩驼背和骨盆前倾这三类青少年高发体姿问题的评估方法和纠正性锻炼方法，
并提供了挺拔体姿的日常锻炼方法。最后，本书讲解了青少年功能性体能的进阶训练方法，
以及能够促进脊柱健康的水中锻炼方法。

　　不论是中小学体育老师，还是其他青少年体姿改善、体质提升指导行业从业者，均可
从本书中受益。

◆ 编　著　廖　婷
　　责任编辑　刘　蕊
　　责任印制　彭志环
◆ 人民邮电出版社出版发行　　北京市丰台区成寿寺路 11 号
　　邮编　100164　电子邮件　315@ptpress.com.cn
　　网址　https://www.ptpress.com.cn
　　北京宝隆世纪印刷有限公司印刷
◆ 开本：700×1000　1/16
　　印张：11.75　　　　　　　　2025 年 9 月第 1 版
　　字数：223 千字　　　　　　 2025 年 9 月北京第 1 次印刷

定价 48.00 元
读者服务热线：(010)81055296　印装质量热线：(010)81055316
反盗版热线：(010)81055315

目录 CONTENTS

第一部分

身体姿势、动作与体质：你必须知道它们的紧密关系

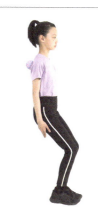

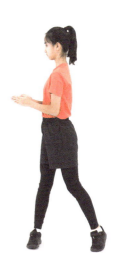

第二部分

运动纠正与强化：良好体姿养成术

第❹章
体姿评估——早发现、早治疗

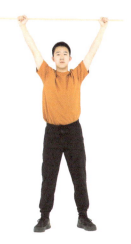

第 5 章
异常体姿的运动纠正方案

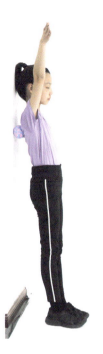

第 6 章
挺拔体姿的日常锻炼方法

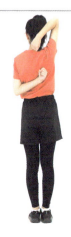

第三部分

增强体质的身体锻炼计划

第 7 章
青少年功能性体能锻炼方法

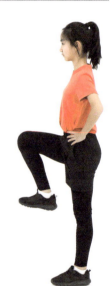

第 8 章
增进脊柱健康的水中锻炼方法

第一部分

身体姿势、动作与体质：
你必须知道它们的紧密关系

通过学习这部分内容，你将能够：

1.了解正常脊柱的形态；

2.学会辨认正确体姿与错误体姿；

3.学会识别不良动作模式；

4.知晓如何通过身体锻炼促进健康。

身体姿势（简称为"体姿"）和动作是儿童青少年生长发育过程中的核心主题，并对成年后的终身健康产生重要影响。一般来说，体姿和动作是身体活动中共存的两种状态。相对静止的状态称为体姿，如站立位、坐位等；连续运动的状态称为动作，如跑步、跳跃等。然而，对于人体来说，绝对静止的身体状态是不存在的，所以在大多数情况下，体姿指的是身体的某一个或某几个部位保持在某个位置，形成一种相对稳定的排列形态。正确体姿是良好动作的基础，采用好的动作进行规律的身体锻炼才能促进体质健康。

　　在本部分内容中，我们将逐一对体姿、动作和体质的关键要素进行讨论，从健康发展的视角分析三者之间密不可分的依存关系。

第1章

身体姿势
——成长的必修课

1.1 正确的身体姿势

脊柱是人体的支柱，位于背部正中，被称为健康的"主心骨"。正常成人的脊柱由26块椎骨组成，包括7块颈椎、12块胸椎、5块腰椎、1块骶骨和1块尾骨。每块椎骨之间有椎间盘进行衔接，使长长的脊柱具有一定的活动度并保持柔软。

正常的脊柱像竹子一样是一节节的。有趣的是，当采用不同的观察视角，可以看到脊柱的不同形态。从正面和背面看，脊柱就像一根棍一样，呈笔直的一条直线，自上而下逐渐加宽，胸椎最宽，骶骨与骨盆相连，形成一个稳固的人体承重结构。从侧面看，脊柱呈S形，由曲度不大的4个正常生理弯曲所组成，即颈椎前凸、胸椎后凸、腰椎前凸和骶椎后凸（见图1.1）。

当人背靠墙壁站立的时候，后脑勺、肩胛骨、臀部和脚后跟紧贴墙壁，颈和腰的后部离墙约有一拳的间隙，头、颈、躯干和脚的中点落在一条纵轴垂直线上（见图1.2）。挺胸、收腹、双臂自然下垂，这就是正确的站立体姿，给人以挺拔、优美、自信、端庄的直观印象。

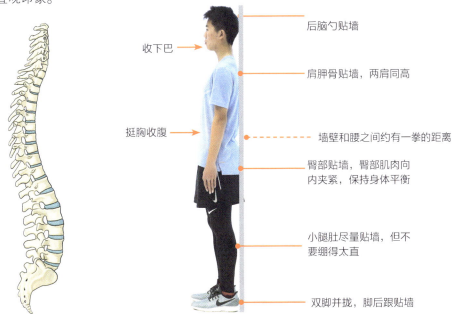

收下巴

挺胸收腹

后脑勺贴墙

肩胛骨贴墙，两肩同高

墙壁和腰之间约有一拳的距离

臀部贴墙，臀部肌肉向内夹紧，保持身体平衡

小腿肚尽量贴墙，但不要绷得太直

双脚并拢，脚后跟贴墙

图 1.1 脊柱侧面形态　　　　　图1.2 人体靠墙壁站立侧面观

► **知识扩展**

在中国传统文化中，"站如松、坐如钟、行如风、卧如弓"用来形容人体的姿势。

站着要像松树一样挺拔，立地有根基，不动不摇；

坐着要像座钟一样端正，重心稳定，松而不懈；

走路要像风一样快而有力，正道直行，目不斜视；

睡觉时要将身体侧卧呈"弓"状，连通筋脉。

这四句话听上去很简单，做起来似乎也很容易，可是养成习惯就难了。殊不知，智慧的古人同样道出了现代医学的科学道理。

1.2 常见的不良体姿及危害

现在想必你已经知道什么是正确体姿了。但是，如果你仔细观察身边的人们，可能会猛然发现，在现代社会中，能够保持上述正确体姿的人少之又少。儿童青少年处于生长发育的高峰时期，肌肉发育速度相对骨骼较慢，支撑力达不到骨骼所需的水平，特别容易导致异常的体姿。在日常生活中，长期存在不良体姿的青少年，大多被诊断出了各种类型的体姿异常问题，常见的有脊柱侧弯、圆肩驼背、骨盆前倾三种。

1.2.1 脊柱侧弯

脊柱侧弯（Scoliosis）是脊柱的三维畸形，多见于椎体和胸部变形、形体不对称、运动失衡等病理现象，特别容易出现在儿童青少年快速生长发育的时期。

衡量是否患有脊柱侧弯的最可靠的方式是拍摄全脊柱正、侧位X线片，以观察脊柱侧弯角度（Cobb角，上端椎上缘的垂线与下端椎下缘垂线的交角）的大小。临床上，脊柱侧弯角度＜10°的而没有任何功能性问题，属于0级，归类为脊柱不对称；10°（含）~20°（不含）属于I级，轻度脊柱侧弯；20°（含）~40°（不含）属于Ⅱ级，中度脊柱侧弯；40°（含）~60°（不含）属于Ⅲ级，重度脊柱侧弯；＞60°属于Ⅳ级，强重度脊柱侧弯。

国际公认的对应脊柱侧弯症状分级的五种主要治疗方式如表1.1。

随着社会生活方式和行为习惯的转变，儿童青少年脊柱侧弯问题日益严重。从2013年起，中山大学附属第一医院脊柱侧弯中心在广东各地进行普查，为70多万名中

表1.1 对应脊柱侧弯症状分级的五种主要治疗方式

脊柱侧弯角度	主要治疗方式
▶ 0级（＜10°）	定期接受体格检查，注意生活学习时的姿势纠正
▶ Ⅰ级［10°（含）~20°（不含）］	进行医学康复训练和有针对性的矫正动作训练，增强脊柱周围肌肉力量，控制侧弯发展速度
▶ Ⅱ级［20°（含）~40°］	考虑在医学康复基础上佩戴矫形器，对侧弯部位施加反向的挤压力
▶ Ⅲ级［40°（含）~60°（不含）］	进行强化康复训练，同时佩戴支具
▶ Ⅳ级（＞60°）	手术治疗

学生进行脊柱侧弯初步筛查。结果显示，初中生的脊柱侧弯发病率达5.4%，即每20个初中生中，就有1个存在脊柱侧弯。

让人更为揪心的是，很多家长对孩子脊柱侧弯问题的认识与重视的程度严重不足。一是青少年着装一般比较宽松，早期脊柱侧弯问题不容易被发现；二是即使发现了，由于早期症状不明显，极易被视为成长发育过程中的正常现象，误认为身体会自行矫正。实际上，延误早期干预治疗的后果非常严重。错过最佳矫正时期的保守治疗是无效的，就只能求助于手术。脊柱侧弯手术被誉为"皇冠手术"，具有难度大、创伤大和风险大的特点。即使手术成功，患者仍旧可能会丧失部分脊柱运动功能。

▶ 脊柱侧弯三必知

- ▶ 只要脊柱出现了侧弯，就不可能自然好转，只有恶化进展的快慢之分。
- ▶ 初中3年是干预治疗的黄金时期，越早治疗，效果越好。
- ▶ 早期脊柱侧弯可通过姿势纠正及功能强化训练得到有效治疗。

1.2.2 圆肩驼背（上交叉综合征）

圆肩驼背几乎是当今手机不离手、游戏成瘾的低头一族的通病，其在外观上直观表现为头向前伸，两侧肩膀向内弯曲，后背驼起（见图1.3）。

圆肩驼背是上交叉综合征（Upper Crossed Syndrome, UCS）的典型特征，常常伴随着高低肩、厚背、富贵包、脊柱前凸和翼状肩胛骨（蝴蝶骨）等问题。上交叉综合征又称肩颈综合征，因该症状中肩颈部位无力松弛的肌肉和紧张的肌肉在上身形成前后交叉状连线，所以被称为上交叉综合征。这种不正常的身体姿势会导致疼痛和一系列身体疾病及功能障碍，影响正常的学习、工作和生活，形成错误姿势—肩颈肌肉激痛点出现—肌肉力量失衡—头部前倾—含胸驼背—呼吸机能下降—身体素质下降的恶性循环。

据调查统计，全国有70%的成年人存在上交叉综合征，并且发病率以每年增长4%的速度增加。北京国民体质监

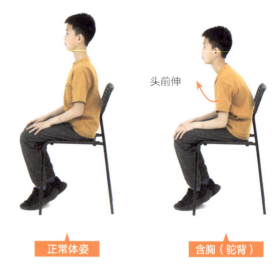

头前伸

正常体姿　含胸（驼背）

图1.3 正常体姿与圆肩驼背的体姿图

测调查结果显示，青少年中姿势异常概率达到85%以上，其中圆肩驼背概率达到46.1%。

不良生活习惯、缺乏运动、不正确的锻炼方式以及青少年青春期心理问题等均与上交叉综合征相关。中小学生在学习与生活中久坐和长时间低头是最常见的高危原因，尤其是长期静态地维持错误的低头伏案坐姿。大多数人会无意识地把下巴抬起，上身向前倾，手臂未贴紧上身并向外摆，在没有支撑的情况下，这样的低头伏案坐势对上肢，尤其是肩颈造成了较大负荷。

上交叉综合征可防可治

▶ 时刻关注并保持正确身体姿势是有效预防UCS的最佳方式。

▶ 可采用运动治疗UCS，但要体现针对性与个体差异性，对症下药。

▶ 运动纠正UCS需要专业人士的指导并遵循循序渐进的原则，坚持半年以上。

1.2.3 骨盆前倾（下交叉综合征）

上文介绍了上交叉综合征带来的肩颈部位问题，接下来就来讨论一下下交叉综合征中存在的骨盆倾斜问题。

下交叉综合征（Lower Crossed Syndrome, LCS）又称骨盆交叉综合征，包括骨盆前倾与后倾（见图1.4），是儿童青少年常见的体姿问题。

下交叉综合征是由于骨盆周围肌肉的发展不平衡而引起的骨盆及下肢的运动链受损而导致的综合征。骨盆处于人体骨骼系统的正中央，向上连接脊柱，向下连接下肢，起着承上启下的作用，需要承受上半身的身体重量，并控制下半身的受力方式，是非常重要的一个部位。

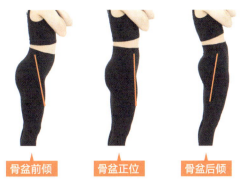

骨盆前倾　　骨盆正位　　骨盆后倾

图1.4 骨盆前倾、正位与后倾的体姿图

骨盆能够维持正常姿势，是因为与之相邻的四大肌群互相拮抗，形成了友好的平衡关系。在骨盆前面，腹直肌向上牵拉骨盆前下部，髋屈肌向下牵拉骨盆前上部；在骨盆后面，股后肌群向下牵拉骨盆后下部，竖脊肌向上牵拉骨盆后上部。

可是，当身体长期处于久坐状态，或者过度锻炼某一侧的肌肉，就会使其中一块肌肉过于紧张，与之拮抗的肌肉过于松软，从而使这些肌群之间的平衡关系发生变化，导致骨盆的位置发生倾斜。

由于骨盆处于人体正中央的位置，当下交叉综合征发生时，会对腰部、骨盆、髋、膝及踝关节产生不利影响，引发腰背部疼痛，髋关节、膝关节及踝关节损伤，并影响脊柱的整体稳定性。

当出现以上不良体姿时，一定要高度重视，积极矫正治疗，尽早改善这看似平常的"小毛病"，以免它们对儿童青少年的生长发育产生更为严重的影响。一旦身体姿势出现异常，会直接影响到各种运动中的动作，从而产生不良动作模式，形成恶性循环。

动作——运动的螺丝钉

2.1 动作、功能动作模式与运动

人体相对静止的状态称为姿势，相对运动的状态就称之为动作。首先我们来了解一下动作、动作模式和功能动作模式的区别和联系。

动作（Action）是由于一定的目的和动机，身体改变姿势而产生的行动，一般会指向某个客体。例如，你渴了就会伸手去拿杯子。"拿杯子"就是一个动作。

动作模式（Movement Pattern）由多个单一的动作所组成，它们共同实现一种较为复杂的动作目的。例如，站立、起身、拿水喝。

功能动作模式（Functional Movement Pattern）是根据人们日常生活或体育活动的动作规律及功能性动机，将人体的所有动作模式进行归纳、分类与整理，从而得出的使用频率最高且最科学的动作模式。在人体生长发育的过程中，我们经历了基础动作模式（抓握、仰卧、俯卧、翻滚、四足支撑、爬行）、过渡动作模式（坐、跪、蹲）和功能动作模式（站立、行走）。图2.1形象地展示了这一过程。

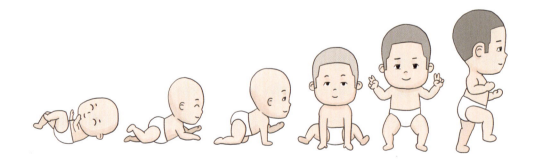

图 2.1 婴儿在成长发育的过程中逐步获得了基本运动功能

成年后，我们的功能动作模式逐渐发展稳定，主要为双腿蹲、单腿蹲、前推、后拉、跨弓步和躯干旋转。

2.1.1　双腿蹲

　　双腿蹲是人体下肢最主要的动作模式之一，反映出对称状态下下肢的动态灵活性、核心稳定性、平衡能力和神经肌肉控制能力（见图2.2）。在日常生活和体育运动中，双腿蹲动作一般出现在人体完成跳跃落地或拾物时。

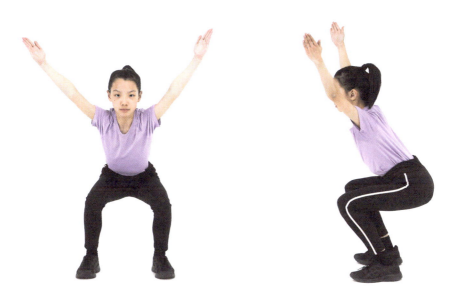

图2.2 双腿蹲动作模式的正面及侧面观

2.1.2　单腿蹲

　　单腿蹲常常出现在移动身体重心或变换动作方向的转换动作序列中，是日常生活及体育运动中使用频率较高的功能动作模式。要想实现正确的单腿蹲功能动作模式，需要具备在单腿支撑状态下下肢的动态灵活性、核心力量、平衡能力和整体神经肌肉控制能力。

　　如图2.3所示，正确的单腿蹲功能动作模式为：脚尖朝前，髋、膝、踝处于一条垂线（髋可稍外倾），双肩、双髋应平行。

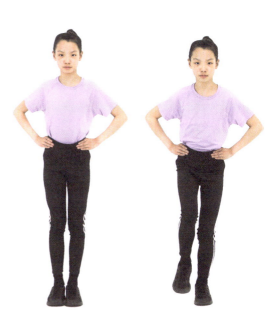

图2.3 单腿蹲功能动作模式的正面观

2.1.3 前推

　　前推是典型的上肢功能动作模式，出现在人体大部分的上肢活动当中，例如日常生活中的推门，或体育运动中的俯卧撑等。前推动作的有效完成，需要强而有力的上肢肌肉力量、脊柱与核心部位的稳定性及上肢与躯干部位肌肉发展的平衡性。

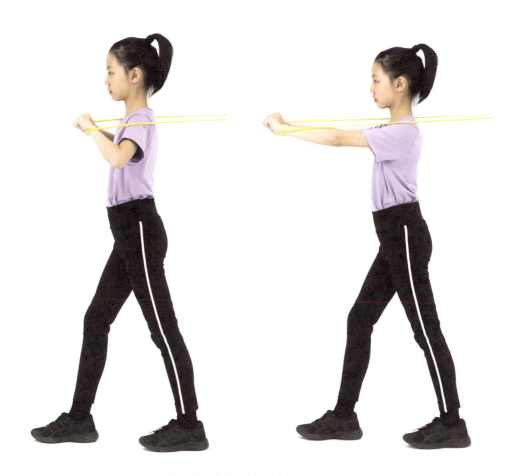

图2.4 前推功能动作模式的侧面观

　　如图2.4所示，正确的前推功能动作模式为：脊柱保持平直、中立位，肩部保持水平位置。

2.1.4 后拉

后拉是与前推相对应的上肢功能动作模式，同样出现在人体大部分的上肢活动当中，例如日常生活中的拉门，或体育运动中的划船等。后拉动作的有效完成，同样需要强而有力的上肢肌肉力量，脊柱与核心部位的稳定性及上肢与躯干部位肌肉发展的平衡性。

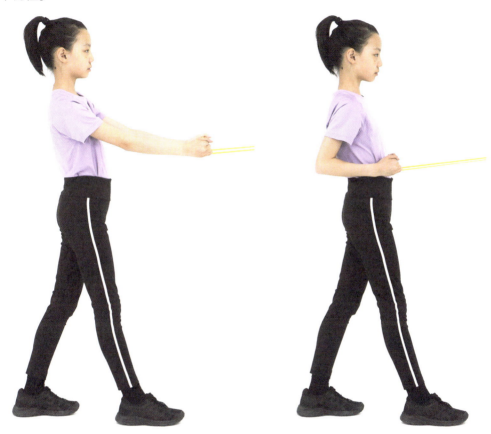

图2.5 后拉功能动作模式的侧面观

如图2.5所示，正确的后拉功能动作模式为：脊柱保持平直、中立位，肩部保持水平位置。

2.1.5 跨弓步

跨弓步是下肢的典型功能动作模式之一，体现在日常生活的方方面面，例如上下楼梯、跨过障碍物等都与跨弓步动作息息相关。跨弓步主要由跨步和下蹲两个动作组成，可以有效反映出分腿站立姿势下骨盆和核心部位的稳定性与持续的动态控制能力。

如图2.6所示，正确的跨弓步功能动作模式为：前腿屈膝前弓，大腿接近水平，膝盖不超过脚尖且小腿保持与地面垂直；后腿屈膝，脚尖蹬地；躯干保持平直、中立位。

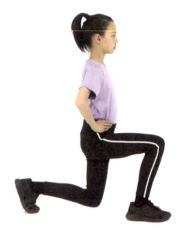

图2.6 跨弓步功能动作模式的侧面观

2.1.6 躯干旋转

躯干旋转是人体俯卧状态下典型的功能动作模式，出现在日常生活及体育活动的各类攀爬动作中。良好的躯干旋转动作需要骨盆、核心及肩带在多个平面上的稳定性与灵活性。

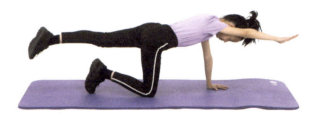

图2.7 躯干旋转功能动作模式的侧面观

如图2.7所示，正确的躯干旋转功能动作模式为：躯干、骨盆与下肢处于平直位置；一侧手与对侧腿能够在保持躯干稳定的状态下屈曲与伸展。

▶ "功能动作模式"＝"偏旁与部首"

我们将"运动"类比为"文字"。如果组成"文字"最基本的单位是"笔画"，那么组成"运动"最基本的单位是"动作"。而"功能动作模式"就是按照科学规律总结归纳出来的"偏旁与部首"，拼凑衔接出多种多样的"运动"，从而使我们的运动方式多姿多彩。

2.2 不良功能动作模式及姿势代偿

身体姿势异常会给功能动作模式带来负面影响。当一个人的体姿出现异常，他在日常生活或体育运动中做出功能动作时就会受到限制，无法完成正确的动作。但是，为了实施大脑发出的运动指令，身体的其他部位就会改变原有的自然动作而对限制的部位进行补偿，以帮助人体达到动作目的。

人体由多个关节组成。从人体关节的功能性角度分析，可以看出功能性动作要求各个关节的灵活性与稳定性统一（见图2.8）。如膝关节由股骨下端和胫骨上端以及髌骨构成，属铰链关节。作为人体最大且构造最复杂的关节，膝关节只能在矢状面上做屈伸运动，确切地说屈伸是膝关节主要的运动功能。由于承重较多，下肢运动需求较广，加强稳定性是保护膝关节、避免损伤的关键。而加强膝关节周围肌群的力量并同时协调发展屈伸肌群，避免肌力的不平衡现象是实现膝关节稳定性功能的最佳途径。一些关节若缺乏灵活性，活动范围减少，则会导致相邻关节与肌肉的代偿，增加其他关节的压力致使错误的功能性动作发生。

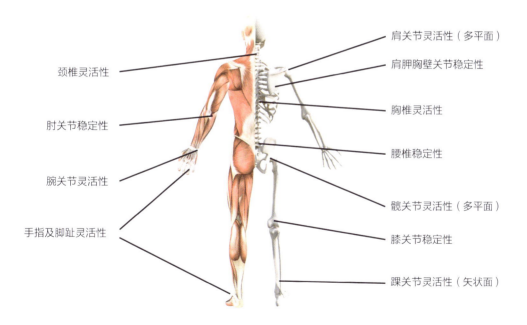

颈椎灵活性

肘关节稳定性

腕关节灵活性

手指及脚趾灵活性

肩关节灵活性（多平面）

肩胛胸壁关节稳定性

胸椎灵活性

腰椎稳定性

髋关节灵活性（多平面）

膝关节稳定性

踝关节灵活性（矢状面）

图2.8 人体关节的基本功能

人体是一个由多关节组成的系统，灵活性降低会限制灵活性关节的运动范围，而稳定性降低则使稳定性关节的活动缺乏控制。在多关节的功能性动作中，一个关节或肌肉过紧或过松，都会对关节的结构和功能产生潜在影响直至出现动作障碍，从而需要另一个关节增加活动范围来补偿该动作，并通过整体的关节链效应将该影响扩大至全身。

这个时候，下列不良功能动作模式及姿势代偿就发生了（见图2.9～2.13）。

2.2.1 双腿蹲

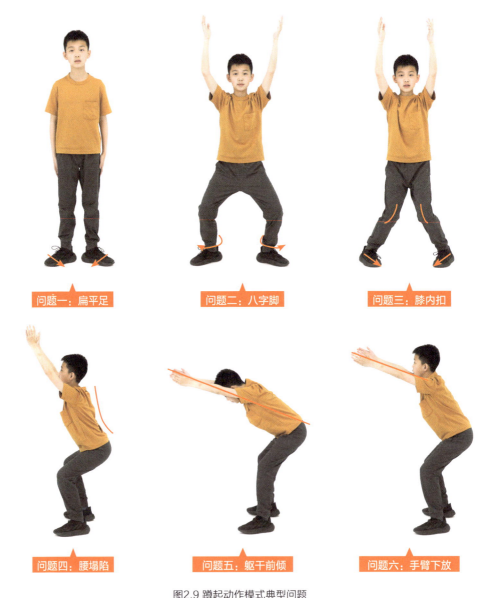

图2.9 蹲起动作模式典型问题

2.2.2 单腿蹲

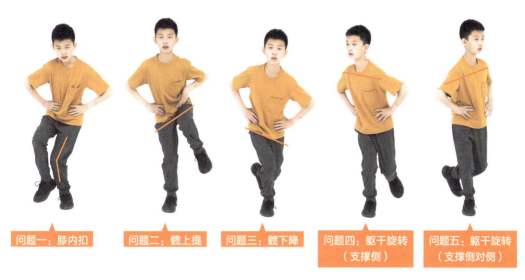

问题一：膝内扣 问题二：髋上提 问题三：髋下降 问题四：躯干旋转（支撑侧） 问题五：躯干旋转（支撑侧对侧）

图2.10 单腿蹲动作模式典型问题

2.2.3 前推/后拉

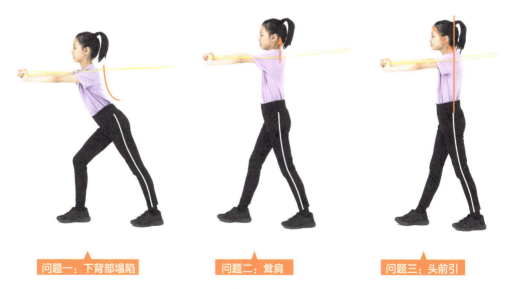

问题一：下背部塌陷 问题二：耸肩 问题三：头前引

图2.11 前推/后拉动作模式典型问题

2.2.4 跨弓步

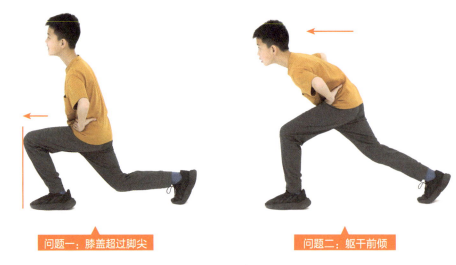

问题一：膝盖超过脚尖　　　　　　问题二：躯干前倾

图2.12 跨弓步动作模式典型问题

2.2.5 躯干旋转

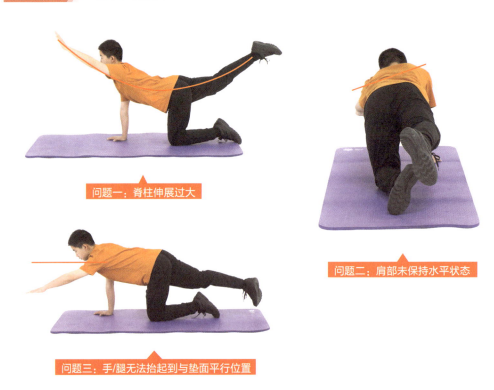

问题一：脊柱伸展过大

问题二：肩部未保持水平状态

问题三：手/腿无法抬起到与垫面平行位置

图2.13 躯干旋转动作模式典型问题

体质
——先健康再竞技

3.1 树立科学体质观

体质是一个综合而全面的人体概念，具体涵盖五个范畴：身体形态发育水平、生理功能水平、身体素质及运动能力发展水平、心理发展水平和适应能力、对外在刺激的反应与适应能力（见图3.1）。其中，体质健康的水平主要表现在身体对外在刺激的反应与适应能力上，并将身体素质作为主要测试与评价的标准。

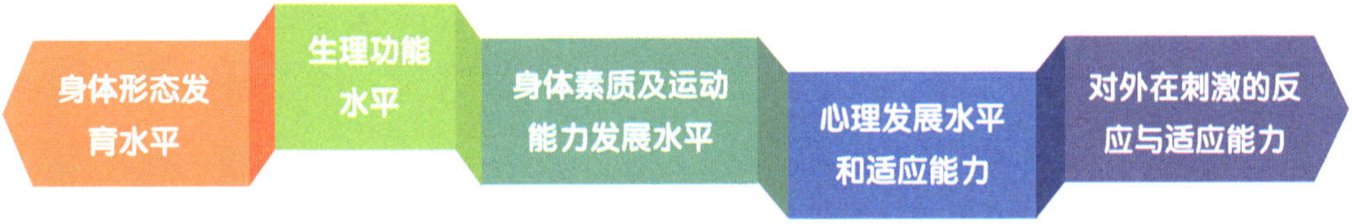

身体形态发育水平　生理功能水平　身体素质及运动能力发展水平　心理发展水平和适应能力　对外在刺激的反应与适应能力

图3.1 体质综合范畴示意图

身体素质是人体运动系统协同工作、高效完成日常活动需求以及维持身体健康的能力。身体素质好的人可自如地应对日常生活中的各类体力活动，如打扫卫生、上下楼梯、提重物等，也能够对紧急事件做出快速应急反应，如躲闪突然出现的物体、快速追赶快开走的公交汽车等，并且可以在自己喜爱的体育及休闲项目上享受运动的乐趣。

身体素质整体上可分为六项"与健康相关的身体素质"和五项"与竞技相关的身体素质"。之所以这样划分，是因为大量研究表明，如果一个人在身体成分、心肺耐力、柔韧性、肌肉耐力、爆发力和力量这六项身体素质上表现良好，可以大大降低慢性疾病的患病率，从而处于无病无痛的健康状态；另一方面，速度、平衡性、灵敏性、协调性和反应时这五项身体素质可以帮助人体实现优异的竞技体育表现。实际上，全部十一项身体素质彼此之间交叉重叠、相互联系，共同服务于高质量的幸福生活。

接下来，我们来具体了解一下各项身体素质的具体内容。与健康相关的身体素质包括身体成分、心肺耐力、柔韧性、肌肉耐力、爆发力和力量。想象一下，如果你是一名自行车爱好者，可以不知疲倦地骑行很长的距离，但是你是否具备了上述六项身体素质呢？换句话说，有些人在某一项或几项身体素质上表现优异，并不代表着全部素质的整体发展水平优异。参考表3.1，请认真思考一下在与健康相关的身体素质方面，你自身的情况如何？

表3.1 与健康相关的六项身体素质

与健康相关的身体素质	含义	常见测量方式 / 典型运动
身体成分（Body Composition）	脂肪在人体组织中所占的比例	常见测量方式为身体质量指数、皮脂厚度、腰臀围度比
心肺耐力（Cardiorespiratory Endurance）	人体长时间运动的能力。需要强壮的心脏、健康的肺部和通畅的血管给大肌群充足供氧	典型运动为长距离的游泳、骑自行车、跑步等
力量（Strength）	人体肌肉可以产生的力。通常测试方式为单次能够举起的重量或对抗的阻力	典型运动为举重、负重蹲起等
肌肉耐力（Muscular Endurance）	人体肌肉长时间对抗阻力的能力	典型运动为俯卧撑、仰卧起坐、攀岩等
柔韧性（Flexibility）	人体各关节可做出全范围的活动，无疼痛或损伤。良好的柔韧性需要肌肉保持适宜初长度，关节没有任何限制	典型运动为体操、舞蹈等
爆发力（Power）	快速发挥力量的能力。良好的爆发力对力量和速度都提出了较高的要求	典型运动为纵跳摸高、短跑、立定跳远等

为了实现健康体质，我们需要在全部六项与健康相关的身体素质上表现良好，不能够偏项或缺项。通过规律且科学的体育锻炼提升这六项素质，可有效避免运动不足而引发的多种慢性疾病，如心脏病、高血压、糖尿病、骨质疏松症、肥胖等，让我们自我感觉更好、形体更优美、身体充满能量。

与竞技有关的身体素质是让我们在体育运动竞技场上实现最佳身体表现的重要保障。并非每一个人都需要具备较高水平的这五项素质并强化它们，不同体育项目的运动员也对不同素质有着专项化的不同要求。因此，表3.2中各项身体素质的好坏，决定了你在不同运动技能上表现出不同的水平。

表3.2 与竞技相关的五项身体素质

与竞技相关的身体素质	含义	典型运动
平衡性（Balance）	在静止或运动状态下，保持直立身体姿势的能力	典型运动为平衡木、滑冰等
协调性（Coordination）	人体多个部位协同工作的能力。常见为眼－手－脚的协调	典型运动为杂技、各种球类运动等
速度（Speed）	快速完成动作或通过一段距离的能力	典型运动为短跑、投掷、击球等
灵敏性（Agility）	快速改变身体姿势或控制身体运动的能力	典型运动为足球、摔跤、拳击等
反应时（Reaction Time）	当人体从意识到做出动作反应的时间	典型运动为听到发令指令后的出发动作

总之，无论是"与健康相关的身体素质"还是"与竞技相关的身体素质"都能带来多重的健康效益，帮助人体功能正常运转，自如应对日常生活及紧急情况，并在体育运动中增强运动表现。

3.2 如何科学地锻炼身体

健康的生活方式是一生幸福的重要保障，主要包括营养均衡的膳食、科学规律的体育锻炼和充足安稳的睡眠。如果能够做到以上几点，儿童青少年会精力充沛，能够合理应对学习与生活中的压力，且不易发生运动损伤。近期研究表明，拥有积极健康生活方式的学生对学习有更执着的追求，课堂专注力更强，较少出现学习疲倦感并在考试中更自信。

健康的生活方式听上去是比较容易做到的，但要保持每天做、项项做，则需要高度的自我约束和长期的习惯养成。儿童青少年可以采用逐步进阶的"健康生活方式的习惯养成路径"（见图3.2），家长、教师和教练也应在此过程中给予适当的指导。

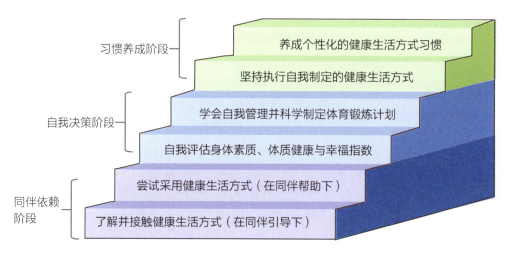

图3.2 健康生活方式的习惯养成路径

3.2.1 了解并接触健康生活方式（在同伴引导下）

如果不清楚什么是健康生活方式，以及在日常生活中如何具体实施健康生活方式，儿童青少年可以先找到一名（自己或周围人公认的）健康生活方式实施者，作为同伴指导人。通过咨询、观察、模仿等方式，了解并接触实际生活中的健康生活实践行为，并详细记录同伴指导人给自己的生活方式提出的可行性建议。

3.2.2 尝试采用健康生活方式（在同伴帮助下）

将记录下来的健康生活方式建议进行梳理。接受同伴指导人对自己生活的安排，包括食物的选择与准备、体育锻炼的时间与方式、作息时间等。此时儿童青少年需要做的，是全面配合同伴指导人，尽可能完整地实施健康生活方式，积极感受生活方式的改变给自己的身心带来的各种影响。在出现不适应的情况时，给自己多尝试几次的机会。

3.2.3 自我评估身体素质、体质健康与幸福指数

自我评估是制定目标、监控实施效果及自我促进的一种重要方法。自我评估的关键在于，通过采用科学的方法能够对自身能力水平做出客观判断。本书介绍了多种自我评估的方法，儿童青少年可阅读并自我实施这些方法。自我评估是自我决策阶段的开始。

3.2.4 学会自我管理并科学制订体育锻炼计划

自我管理是在客观自我评估的基础上，对自我行动的持续性改变，并最终实现预期目标的过程。一般会经历思考（我想要有健康生活方式）—计划（开始做出实施方案）—尝试（开始尝试实施方案）—行为固化（将健康生活方式融入生活习惯之中）。儿童青少年需要认识到自我管理的改变是一个过程，并着手制定适宜自身改变的方案与计划。

3.2.5 坚持执行自我制定的健康生活方式

从这一步开始，儿童青少年将进入最后的习惯养成阶段。此时的儿童青少年已知晓最重要的三个问题：为什么要进行健康生活方式？自己的个性化需求是什么？如何去实施自身健康生活方式？通过自我评估—自我管理—有效实施，你会初步体会到健康生活方式为自己的生活所带来的益处。坚持在更长的时间内执行，允许偶尔放松。

3.2.6 养成个性化的健康生活方式习惯

在此阶段，健康生活方式已成为儿童青少年日常生活的一部分。即使出现突发情况，儿童青少年也能够通过适当调整来克服困难，持续执行个性化健康生活方式，不会对整体健康生活方式的习惯养成路径产生负面影响。

► 运动前热身和运动后放松必不可少

热身与放松是体育锻炼前后的必要准备与整理，可以帮助体育锻炼安全有效完成。热身与放松的方法与手段取决于体育锻炼的主要内容，主要包括静态拉伸和动态拉伸两种。

动态拉伸适用于体育锻炼前的热身阶段，可以增加人体全身的关节和肌肉周围软组织的血流量，提升体温，并让关节释放滑液对骨骼形成保护，尤其是在进行中到高强度运动或力量、速度、爆发力等练习时。运动前的动态拉伸一般包括3~5个动作，10~15分钟完成。

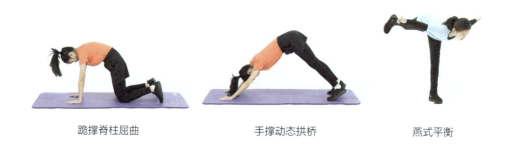

跪撑脊柱屈曲　　　　　　手撑动态拱桥　　　　　　燕式平衡

静态拉伸适用于体育锻炼后的放松阶段。可以使肌肉恢复到运动前的初长度并增加关节的灵活性，同时使心率、血压和体温恢复到休息时的水平。单个动作静态拉伸的时间维持30秒以上，可有效促进柔韧素质的发展。

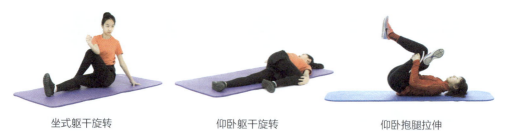

坐式躯干旋转　　　　　　仰卧躯干旋转　　　　　　仰卧抱腿拉伸

第二部分

运动纠正与强化：

良好体姿养成术

通过学习这部分内容，你将能够：

1.掌握不良体姿的评估方法；

2.学会如何通过运动纠正不良体姿；

3.针对性制定体姿运动纠正方案；

4.知晓挺拔体姿的日常锻炼方法。

在第一部分的介绍中，我们知道了身体姿势异常给健康带来的严重危害。除了支具干预与手术治疗，纠正性训练和运动疗法对于多种异常体姿问题的预防与治疗有着积极的作用。

姿势异常是首先要解决的问题。好的姿势可以保持肌肉的平衡和身体的挺直。相反，不良的体姿将异常的重量施加于关节，使肌肉及周围软组织压力过大，血液循环受阻，常常导致疼痛及功能紊乱。在出现不良体姿时，越早进行"姿势的再塑造"，效果越好。

体育锻炼在纠正身体姿势、强化脊柱健康方面有着不可替代的重要作用。在日常生活中融入有规律的锻炼计划，不仅可以治疗脊柱问题，有时甚至可逆转脊柱损伤的进程。椎间盘适当的水合作用对关节软骨的营养、润滑和功能发挥至关重要。久坐不动会引发脊柱退化性疾病，并使脊柱最终丧失部分自然的灵活性，产生慢性疼痛。运动可以创造脊柱的承载和卸载循环，即脊柱的压缩和牵引移动连续交替进行，实现"再水化"，使脊柱更加健康、强壮。

在本部分的内容中，我们将遵循诊断—纠正—强化的路径，从自我评估与管理的视角，详细解析如何应用科学运动来解决异常体姿问题。

体姿评估
——早发现、早治疗

　　青少年时期是人一生中生长发育的第二个高峰时期，脊柱生长较快，也比较容易出现不良体姿等异常问题。然而，很多家长对脊柱相关疾病了解甚少，甚至完全陌生。再加上不良体姿在早期几乎没有什么症状，难以被发现，即使被发现了，家长往往缺乏足够的重视，想着孩子还处于发育期，脊柱还有机会"长直"。实际上，这些观念都为后期难以挽回的脊柱健康问题带来了隐患。10~15岁是骨骼生长高峰期，一旦出现不良体姿问题，其程度会迅速加重。等到18岁发育成熟，骨骼才会相对稳定。把握"黄金纠正期"，贵在懂得早期评估与诊断的方法。

4.1 脊柱侧弯的评估与诊断

　　在许多常见的不良体姿中，最复杂且最难诊断与治疗的，非脊柱侧弯莫属。在早期症状不太明显的时候，我们可以通过简单的观察与测试，发现孩子是否存在躯体不对称现象，以初步筛查出潜在的脊柱侧弯问题。

4.1.1 静态姿势评估

　　该项评估方法可由被评估人和评估人（家长或同伴）共同完成。被评估人脱去上衣（或穿着紧身T恤），呈直立姿势，双脚并拢，双臂置于身体两侧自然下垂。评估人位于被评估人正后方及正前方，观察是否存在以下问题（见图4.1）。

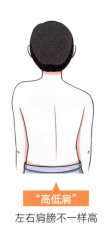

"高低肩"
左右肩膀不一样高

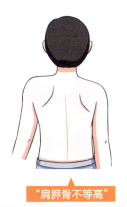

"肩胛骨不等高"
两块肩胛骨最下端位置不等高

图4.1 背面静态评估典型问题

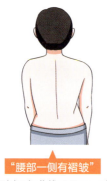

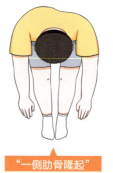

"腰部一侧有褶皱"

两侧腰部曲线明显不一致

"一侧肋骨隆起"

身体前屈时，一侧肋骨高于另一侧

图4.1 背面静态评估典型问题（续）

当被评估人独自一人的时候，也可采用面对镜子自然站立（姿势同上）的方式进行自我评估（见图4.2）。

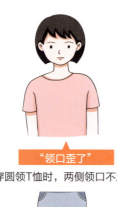

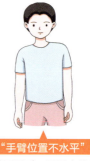

"领口歪了"

穿圆领T恤时，两侧领口不对称

"手臂位置不水平"

双手自然下垂时，双手未处于水平位置

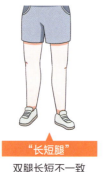

"长短腿"

双腿长短不一致

"高低髋"

双侧髂前上棘未处于水平位置

图4.2 正面静态评估典型问题

如果在静态评估中没有发现上述问题，表明目前情况良好，基本排除脊柱侧弯的隐患。同时，可每三个月进行一次评估，随时观察青少年生长过程中的发展变化，尽早做好预防工作。

但是，如果在静态评估中发现了上述问题，强烈建议进行下文的功能动作测试，以便明确问题的严重程度，为后续的纠正或治疗工作提供更多诊断信息。

4.1.2 功能动作测试

功能动作指人体进行大部分复杂运动的过程中必须涉及的基本动作模式，由单关节、单肌群动作组合而成的一串整合性动作构成。功能动作测试是一种简单的、量化的基础运动能力评价方法，可以很好地发现健康个体在完成基本动作模式时的受限因素，评价功能动作模式质量。

功能动作模式的完成质量可以揭示动态运动状态下潜在的不良体姿问题。可以帮助筛查脊柱侧弯潜在风险的测试主要有深蹲动作测试和旋转稳定性功能测试两项。测试时，儿童青少年可采用两人搭档方式或者自行对着镜子完成测试。评分体系分为4个等级，从0分到3分，3分为最高分。评分不是目的，最重要的是通过评估动作，发现潜在问题。

■ 深蹲动作测试

测试目的

评估髋、膝、踝关节灵活性。通过横举长杆过头顶可以评估双侧肩部和胸椎的对称性和灵活性。脊柱侧弯，身体不对称以及肩部、胸椎的灵活性不足会在此动作中显现出来。

测试要求

两脚分开，间距略宽于肩，双手握在长杆两头让自己舒适的位置，将长杆自然扛在肩上；双臂上举，使肘部伸展，然后身体缓慢下降成深蹲姿势，过程中脚跟不得离地，头与胸都向前并且将长杆最大限度地举过头顶（见图4.3）。共有3次测试机会。

测试器材

一根长杆，一块平衡垫（或其他高度相似的物品）。

测试评分

▶ 3分动作为躯干与胫骨平行，大腿低于膝关节所在的水平线，膝关节与脚的方向相同。

▶ 2分动作为脚后跟下垫一块平衡垫后能够满足3分动作要求。

▶ 1分动作为脚后跟下垫一块平衡垫后仍无法满足3分动作要求，但测试过程中身体未出现疼痛。

▶ 0分动作为测试过程中身体任何部位出现疼痛。

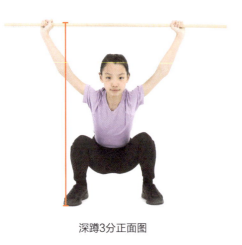
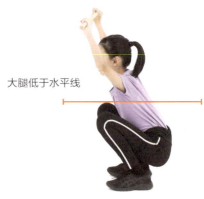

大腿低于水平线

深蹲3分正面图　　　　　　　　　深蹲3分侧面图

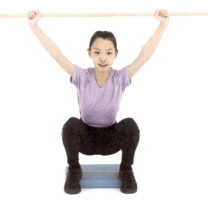
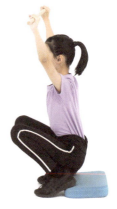

深蹲2分正面图　　　　　　　　　深蹲2分侧面图

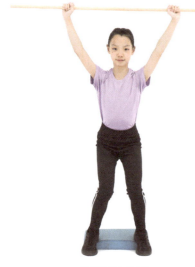
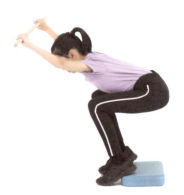

深蹲1分正面图　　　　　　　　　深蹲1分侧面图

图4.3 深蹲动作模式评分标准

当测试成绩低于3分时，请重点观察是否存在以下问题：

① 高低肩；

② 躯干前倾；

③ 手臂下落；

④ 无法蹲到膝盖线以下。

如果出现两项及以上问题，推荐进行Cobb角的测量（见4.1.3 Cobb角的测量）。

■ 旋转稳定性功能测试

测试目的

评估上、下肢联合动作中身体核心部位和肩带在多个平面上的稳定性。旋转稳定性动作模式需要适宜的神经肌肉协调性，以及躯干的能量传递能力。如果脊柱存在不对称，势必会对全身能量传递产生影响，从而使脊柱不对称被检出。

测试器材

一个瑜伽垫。

测试要求

在瑜伽垫上保持四肢撑垫的姿势，双手、双腿距离与肩同宽，脊柱呈水平姿势，双髋和双肩与脊柱呈90°；抬起同侧（或异侧）上肢与下肢，慢慢伸展，抬起的上肢与下肢应与躯干呈一条直线；随后屈曲同一侧（或异侧）肩和膝关节，要求肘关节触及膝关节（见图4.4）。一侧测完后再测另外一侧，共有3次测试机会，以较低的评分作为该动作最后得分。

测试评分

▶ 3分动作为身体同侧上、下肢伸展至水平状态，躯干可以与地面保持平行，肘关节能够触及膝关节。

▶ 2分动作为身体异侧上、下肢抬起至水平状态，躯干可以与地面保持平行，肘关节能够触及膝关节。

▶ 1分动作为身体异侧上、下肢无法抬起至水平状态，肘关节不能够触及膝关节。

▶ 0分动作为测试过程中身体任何部位出现疼痛。

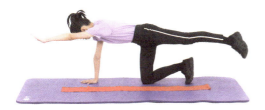
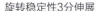

旋转稳定性3分伸展

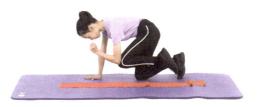

旋转稳定性3分屈曲

图4.4 旋转稳定性动作模式评分标准

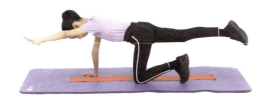
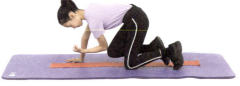

旋转稳定性2分伸展　　　　　　　　旋转稳定性2分屈曲

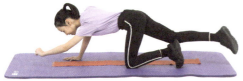
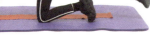

旋转稳定性1分伸展　　　　　　　　旋转稳定性1分屈曲

图4.4 旋转稳定性动作模式评分标准（续）

▶ 当测试成绩低于3分时，请重点观察是否存在以下问题：

1 背部不平；

2 身体起伏；

3 失去平衡；

4 肘关节无法触及膝关节；

5 双侧不对称。

如果出现两项及以上问题，推荐进行Cobb角的角度测量（见4.1.3 Cobb角的测量）。

4.1.3　Cobb角的测量

诊断脊柱侧弯并且测量Cobb角最可靠的方法是拍摄站立位胸腰椎正位与侧位X线片。脊柱侧弯指在脊柱区域产生1个或多个弯曲，形成单弯、双弯或三弯。侧弯方向可能向左，也可能向右，可以通过观察最凸点判断。最凸点即是离脊柱中轴最远的脊椎。

Cobb角被用来确认侧弯的幅度，找出倾斜幅度最大的上椎体和下椎体。当这两块椎体被确定后，从它们的边缘画出切线。通过测量这两条线相交所形成的角度，得出不同侧弯部位的

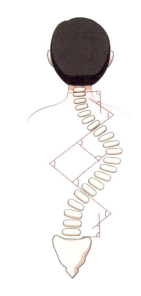

图4.5 Cobb角的测量

Cobb角。将脊柱不同部位的侧弯角度记录下来，按照第1章中提到的脊柱侧弯等级标准进行判断，确定是否需要制定整合性运动治疗方案或进行手术干预（见图4.5）。

用Cobb角衡量脊柱侧弯程度可见第1章1.2.1。脊柱侧弯评估的流程可见图4.6。

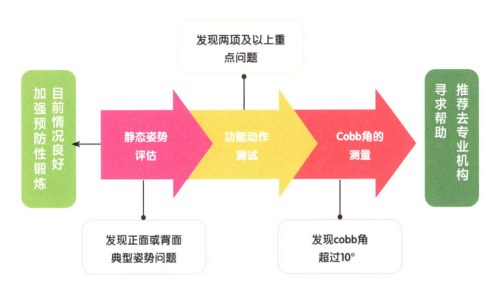

图4.6 脊柱侧弯评估流程图

4.2 圆肩驼背（上交叉综合征）的评估与诊断

4.2.1 静态姿势评估

上交叉综合征的症状比较容易分辨，从侧面观察，明显可见头部前倾（颈椎正常弧度减少或变直）、含胸（圆肩）、驼背（胸椎曲度增加）、肩胛骨耸起等一系列形体变化（见图4.7）。

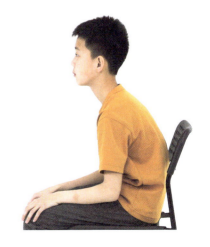

图4.7 上交叉综合征的形体变化特征

在主观视觉判断的基础上，也可进一步通过对头颈部前倾角与肩胛骨偏离角的客观测量评估症状的严重程度。

头颈部前倾角的测量方法

在放松站立状态下，测量矢状面上寰椎和第七颈椎中点连线与脊柱纵轴的夹角，将量角器的轴心置于第七颈椎中点，固定臂平行于人体冠状面，活动臂平行于颈椎寰椎和第七颈椎中点连线。

肩胛骨偏离角的测量方法

在放松站立状态下，测量肩胛骨平面与冠状面的夹角，使量角器的固定臂平行于人体冠状面，活动臂平行于肩胛骨平面。

如果头颈部前倾角与肩胛骨偏离角的角度超过5°，推荐进行下文头颈部活动度的测量。

4.2.2 头颈部活动度

头颈部活动度的丧失是上交叉综合征的典型症状之一。通过对头颈部活动度的测量，我们可有效评估颈椎及相关部位的功能限制情况，为后续规划纠正方案提供参考。

头颈屈伸

测试对象自然站立体位。在身体其他部位保持姿势不变的情况下，测试对象将头颈部缓慢向前屈至最大限度（注意避免过度用力）并保持，由同伴观察并记录运动角度。然后测试对象继续保持身体其他部位姿势不变，头颈部缓慢向后伸至最大限度（注意避免过度用力）并保持，由同伴观察并记录运动角度。头部前屈和后伸的正常角度为35°~45°。

若条件允许或希望获得更精确的数据，可采用量角器进行测量，具体方法为在测试对象进行头颈部前屈和后伸动作时将量角器轴心位于乳突尖，固定臂平行于乳突到耳尖连线，活动臂垂直于乳突到耳尖连线。

头颈侧屈

测试对象自然站立体位。在身体其他部位保持姿势不变的情况下，测试对象将头颈部缓慢向左侧侧屈至最大限度（注意避免过度用力）并保持，由同伴观察并记录运动角度。然后测试对象继续保持身体其他部位姿势不变，头颈部缓慢向右侧侧屈至最大限度（注意避免过度用力）并保持，由同伴观察并记录运动角度。头部左右侧屈的正常角度为45°。

若条件允许或希望获得更精确的数据，可采用量角器进行测量，具体方法为在测试对象进行头颈部左侧和右侧侧屈动作时将量角器轴心位于第七颈椎棘突，固定臂平行于颈椎中线，活动臂平行于枕骨后侧指向枕骨粗隆。

■ 头颈旋转

测试对象自然站立体位。在身体其他部位保持姿势不变的情况下，测试对象将头颈部缓慢向左侧旋转至最大限度（注意避免过度用力）并保持，由同伴观察并记录运动角度。然后测试对象继续保持身体其他部位姿势不变，头颈部缓慢向右侧旋转至最大限度（注意避免过度用力）并保持，由同伴观察并记录运动角度。头部左右侧旋转的正常角度为60°~80°。

若条件允许或希望获得更精确的数据，可采用量角器进行测量，具体方法为在测试对象进行头颈部左侧和右侧侧屈动作时将量角器轴心位于百会穴，固定臂与人体中线重合，活动臂重合于百会穴与鼻尖连线。

如果头颈部活动度少于正常角度，推荐进行下文功能动作测试。

4.2.3　功能动作测试

可以帮助筛查上交叉综合征潜在风险的功能动作测试主要有直线弓箭步和肩部灵活性两项。在测试评估过程中，不要提醒被测试人正确的动作要领，而是要让他在最自然的状态下完成日常生活中的习惯动作模式，从而发现补偿性动作模式及灵活性与稳定性的限制问题。

■ 肩部灵活性动作测试

测试目的

肩部灵活性动作模式，评估肩胛、胸椎和胸腔在交互上肢和肩部动作中的互补动作模式；评估双肩的活动范围；评估内收肌的内旋与外展肌外旋的综合能力；评估肩胛骨的灵活性和胸椎的伸展能力。上交叉综合征发生时，肩关节与胸椎的灵活性与主动控制力不足会在此动作中显现出来。

测试要求

在测试中，双手放在背后并且双手牢牢握紧长杆，拇指内扣，一侧肩做最大限度地内旋并保持内旋姿势，另一侧肩做最大限度地外旋且保持外旋姿态，两手自然互相靠近至最小距离，但不要试图努力滑动靠近；接下来测出双拳之间的距离（见图4.8）。交换双臂进行测试，分别记录两侧的评分。

测试器材

一根长杆。

测试评分

▶ 3分动作为两拳间距小于一手掌的长度（手腕末端到中指指尖的长度，为一手掌的长度）。

▶ 2分动作为两拳间距小于一个半手掌的长度但大于一手掌的长度。

▶ 1分动作为两拳之间距离大于一个半手掌的长度。

▶ 0分动作为测试过程中身体任何部位出现疼痛。

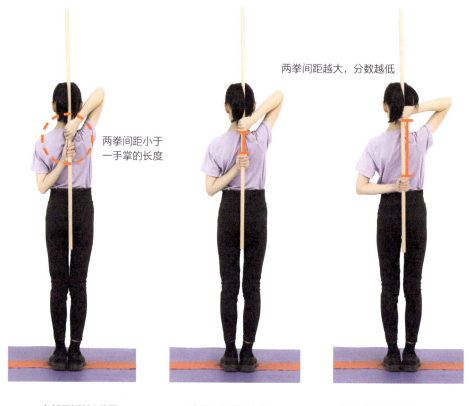

图4.8 肩部灵活性动作模式评分标准

▶ 当测试成绩低于3分时，请重点观察是否存在以下问题：

① 肩关节灵活性不足；

② 胸椎伸展能力不足；

③ 双侧不对称。

如果出现二项及以上问题，可基本判断为上交叉综合征。推荐去专业医疗机构进行确诊及程度分级。

■ 直线弓箭步动作测试

测试目的

直线弓箭步使下肢处于分腿站立姿势，而上肢处于一种相反的交叉动作模式，使上下肢形成相互平衡和互补的动作，需要依赖脊柱及下肢的灵活性与稳定性，以及多关节肌肉的柔韧性。上交叉综合征发生时，头颈部肌肉和胸前肌肉紧张、上下肢动作不协调及胸椎灵活性不足会在此动作中显现出来。

测试要求

将双手从背后握住长杆，右臂在上，左臂在下，确保长杆接触到头部、胸椎和骶骨；双脚前后站立，两脚距离与被测试人胫骨长度相同。缓慢屈膝下跪直至膝盖接触垫面，两只脚应该保持在同一条直线上，并且脚尖指向运动方向（见图4.9）。共有3次测试机会；交换手臂和腿再次进行测试，分别记录两侧的评分。

测试器材

一根长杆。

测试评分

▶ 3分动作为在动作过程中，长杆保持垂直，接触头部、胸椎和骶骨；躯干没有明显晃动；两脚处于同一直线上；膝关节在前脚脚跟后面，并且接触到垫面。

▶ 2分动作为不能很好地完成3分动作。

▶ 1分动作为身体明显失衡。

▶ 0分动作为测试过程中身体任何部位出现疼痛。

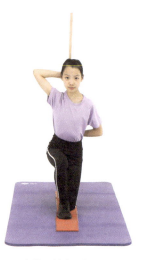
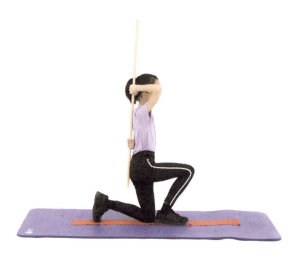

直线弓箭步3分正面图   直线弓箭步3分侧面图

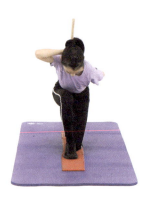
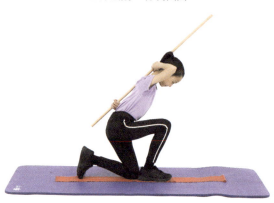

直线弓箭步2分正面图   直线弓箭步2分侧面图

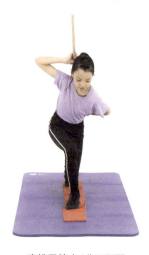
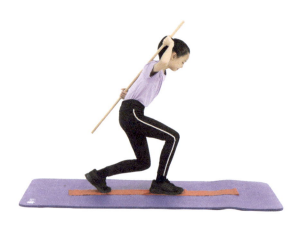

直线弓箭步1分正面图   直线弓箭步1分侧面图

图4.9 直线弓箭步动作模式评分标准

当测试成绩低于3分时，请重点观察是否存在以下问题：

1. 长杆无法保持接触头部；
2. 长杆无法保持接触胸椎和骶骨；
3. 身体晃动并失去平衡；
4. 双侧不对称。

如果出现两项及以上问题，可基本判断为上交叉综合征。推荐去专业医疗机构进行确诊及程度分级。

上交叉综合征评估流程可见图4.10。

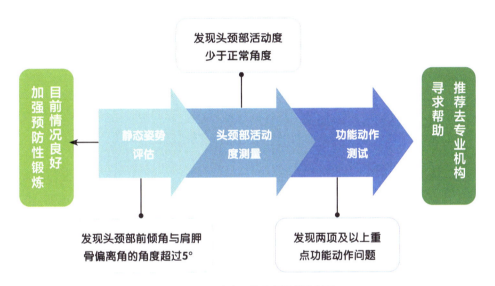

图4.10 上交叉综合征评估流程图

4.3 骨盆前倾（下交叉综合征）的评估与诊断

4.3.1 静态姿势评估

■ 骨盆位置评估

被评估人采用自然站立位，双手摸到腹部左右两侧，凸起部分是髂前上棘；向后摸到臀部上面一点，靠近脊柱两侧的凸起就是髂后上棘，使用圆形贴纸，在髂前上棘和髂后上棘两个骨性标志点上贴上贴纸（见图4.11）。

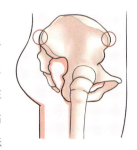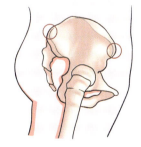

图4.11 髂前上棘和髂后上棘的位置定位图

正常骨盆位置在人体的中立位置，表现为髂前上棘和髂后上棘在同一水平线上。如果两点之间的连线出现倾斜：

髂后上棘水平面高于髂前上棘，且两者连线与水平面所成夹角大于5°，就是骨盆前倾；

髂前上棘水平面高于髂后上棘，且两者连线与水平面所成夹角大于5°，就是骨盆后倾。

参考第1章图1.4。

■ 膝关节过伸评估

当骨盆前倾时，人体的重心向前，为了维持身体姿势的平衡和稳定，膝关节会出现过伸动作进行代偿（见图4.12）。从侧面观察髋、膝、踝关节是否处于同一垂线上。

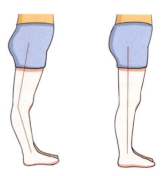

图4.12 膝关节过伸

4.3.2 功能动作测试

可以帮助筛查下交叉综合征潜在风险的功能动作测试主要有主动直膝抬腿和跨栏架步两项。在测试评估过程中，注意采用正面、侧面两个观察点以获取全面的动作信息。测试者离被评估人不要太近，后退足够的距离，保证看到完整的动作画面。

■ 主动直膝抬腿动作模式

测试目的

当出现下交叉综合征时，髋关节的屈曲和伸展动作会受限，直腿状态下的分腿能力降低。主动直膝抬腿动作挑战了在保持骨盆和身体核心部位稳定情况下的主动分腿能力。在人体跨多关节肌群的柔韧性受到损伤时，常常会丧失这个动作能力。

测试要求

请被评估人双手置于体侧，仰卧，掌心向上，平躺在垫上；被测腿上抬，踝背屈，膝关节伸直，在测试中，异侧腿的膝关节应始终保持与垫面接触；当被评估人的身体达到正确的姿势时，测试人把一根长杆放在被测腿的外侧，并且与另一侧膝关节对齐，与垫面垂直，观察被测试腿与长杆的相对位置（见图4.13）。换腿进行测试，分别记录评分。

测试器材

一根长杆。

测试评分

▶ 3分动作为被测试腿与长杆平行。

▶ 2分动作为被测试腿的小腿中点以下部位与长杆有交叉（侧视角度）。

▶ 1分动作为被测试腿的小腿中点以上部位与长杆有交叉（侧视角度）。

▶ 0分动作为测试过程中身体任何部位出现疼痛。

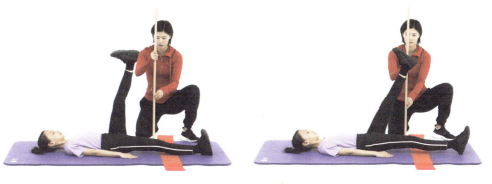

主动直膝抬腿3分   主动直膝抬腿2分

主动直膝抬腿1分

图4.13 主动直膝抬腿动作模式评分标准

▶当测试成绩低于3分时，请重点观察是否存在以下问题：

① 动作过程中下背部无法保持接触垫面；

② 抬腿幅度小；

③ 屈膝；

④ 双侧不对称。

如果出现两项及以上问题，可基本判断为下交叉综合征。推荐去专业医疗机构进行确诊及程度分级。

■ 跨栏架步动作模式

测试目的

跨栏架步考察的是各种步行功能的代偿或不对称情况。在单腿站立姿势下测试稳定性和控制能力，挑战了人体迈步和大步行走的力学结构。本测试可用于评估髋、膝、踝关节的稳定性和两侧下肢功能的灵活性。在骨盆倾斜问题出现时，屈髋肌群、竖脊肌群及腘绳肌群会变得紧张，臀肌和腹肌弱化，从而对下肢迈步动作的灵活性与稳定性产生影响。

测试器材

一根长杆，一根绳子。

测试要求

先将绳子两端固定，调整绳子高度至与胫骨结节（膝关节下的骨性突出点）同高；将双脚并拢并且脚趾处于绳子的正下方；长杆水平放于肩上，双手握住长杆；缓慢跨过绳子并且脚跟接触地面，同时支撑腿保持伸展姿势，重心放在支撑腿上；缓慢还原到起始姿势（见图4.14）。共有3次测试机会；对另一条腿进行测试，分别记录两侧的评分。

测试评分

▶ 3分动作为髋、膝、踝关节在矢状面上呈一条直线；腰部几乎没有明显的移动和晃动；长杆与绳子保持平行。

▶ 2分动作为髋、膝、踝关节不呈一条直线；腰部有明显的移动和晃动；长杆与绳子没有保持平行。

▶ 1分动作为脚碰到绳子；身体失衡。

▶ 0分动作为测试过程中身体任何部位出现疼痛。

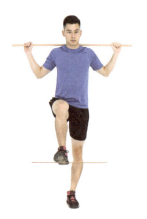

跨栏架步3分正面图

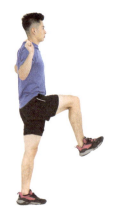

跨栏架步3分侧面图（不显示绳子）

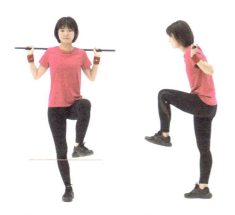
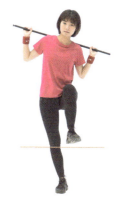

跨栏架步2分正面、侧面图（侧面图不显示绳子）　　跨栏架步1分正面图

图4.14 跨栏架步动作模式评分标准

▶ 当测试成绩低于3分时，请重点观察是否存在以下问题：

① 身体明显晃动；

② 八字脚；

③ 躯干前倾；

④ 高低肩；

⑤ 双侧不对称。

如果出现两项及以上问题，可基本判断为下交叉综合征。推荐去专业医疗机构确诊及程度分级。

下交叉综合征评估流程可见图4.15。

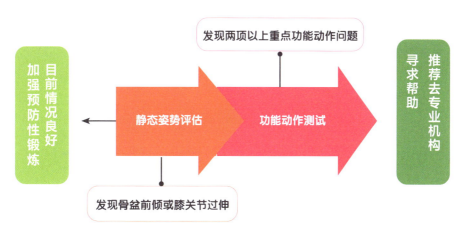

图4.15 下交叉综合征评估流程图

异常体姿的运动纠正方案

中小学生由于长期伏案学习，久坐不动，坐姿不良，身体活动减少，体育锻炼不足，书包压力过重等因素，异常身体姿态的发生率呈显著上升趋势。长期处于不正确姿态不仅会使骨骼肌功能紊乱，甚至还会造成关节损伤，进而出现不可逆转的关节位置改变，对健康造成严重影响。

针对性的科学运动干预可有效纠正儿童青少年的不良体姿问题。根据不同的异常身体姿势，选择合适的运动形式、适宜的运动强度以及安全的运动环境和时间，通过科学的方案设计与针对性的纠正指导，改善中小学生身体姿态相关问题，激发他们参与体育锻炼的热情与积极性，培养正确的健康生活方式。

中小学生异常体姿的运动纠正方案包括4个训练板块：自我筋膜放松（Self-Myofascial Release），纠正性拉伸（Corrective Stretching），主动灵活性（Active Mobility）和功能力量强化（Functional Strength Strengthening）（见图5.1）。

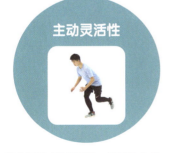

自我筋膜放松

缓解疼痛和肌肉紧张，对目标肌群、相邻肌群和筋膜进行松解。

纠正性拉伸

恢复柔韧性，进行姿势再教育，激活本体感受器，促进神经肌肉反应。

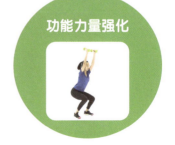

主动灵活性

综合运用主动柔韧性、平衡动作控制和核心稳定性提升关节活动度。

功能力量强化

多关节的整合式神经肌肉功能性力量输出，无不良姿势代偿。

图5.1 中小学生异常体姿的运动纠正方案训练板块

在实际训练过程中，这四个训练板块的应用方式是比较灵活的。既可以单独拆分出来进行某一时段的专项练习，也可整合起来形成一个完整的练习序列。接下来的针对不同异常体姿问题的具体讲解中，有详细的实践应用范例供参考。需要特别指出的是，从身体改善的适应性变化的角度来说，松解—拉伸—控制—力量是一个循序渐进的过程。因此，原则上应遵循从左至右的顺序依次安排训练。

需要的器材

▶ **泡沫轴** 根据软硬度和表面形状来区分按摩的深度。一般初学者选择软硬适中、表面平滑的泡沫轴即可。

▶ **按摩球** 如网球一般大小，由橡胶制成，具有一定硬度，可以深入按摩人体各小肌群。

▶ **瑜伽垫** 在具有一定厚度且防滑的垫子上练习能够避免人体各关节直接接触地面而产生摩擦。

▶ **瑜伽球** 帮助提供柔软且不稳定的支撑，挑战更有难度的训练动作。

▶ **弹力带** 至少三根弹力带：两根长的，其中一根紫色提供均衡的有一定难度的阻力，一根红色提供较小的阻力；一根短的，提供适中的阻力。

▶ **杠铃杆** 一根标准长度的杠铃杆架，可提供对称的阻力。也可用具有一定重量的普通木杆或金属杆代替。

▶ **哑铃** 一对2千克的哑铃。

▶ **壶铃** 一对5千克的壶铃。

5.1 轻微（早期）脊柱侧弯的运动纠正方案

运动纠正训练是预防及改善轻微（早期）青少年特发性脊柱侧弯的重要手段。大量研究证实，伴随青少年的成长发育，其侧弯Cobb角有潜在加重的可能，脊柱力学失衡成为导致青少年脊柱健康隐患的重要因素。早期发现、早期治疗尤为重要。其治疗目的是预防脊柱侧弯发展，保持脊柱在最佳的矫正位；改善其畸形，尽可能恢复躯体平衡，保持双肩或骨盆在同一水平；尽可能使结构性脊柱侧弯伸直，改善心肺功能。

在脊柱侧弯患者的矫正训练中，提升脊柱椎旁肌的神经肌肉协调性是康复的关键目标之一。为了改善神经与肌肉之间的协调控制功能，必须运用人体运动控制理论，持续刺激目标椎旁肌，激活并训练相关肌群及其支配神经，以促进肌肉神经对动作的控制与反馈。神经肌肉协调性的改善可以通过练习特定动作实现。除了针对目标肌肉的训练外，还必须整合其他相关肌群进行协调性训练，以帮助患者重建和恢复神经肌肉的协调控制能力。患者通过患侧与健侧的同步协调练习，使脊柱达到平衡的受力状态。

5.1.1　自我筋膜放松

自我筋膜放松是一种自我按摩方法，是采用一些适宜的小工具对紧绷的筋膜和深层肌肉施加压力，促进功能恢复的技术。长期紧张的肌肉会引发激痛点的产生，激痛点即高度敏感的、可通过触诊发现的、被扭曲的肌肉组织结节。自我筋膜放松的目的就是消除肌肉中打结的现象并恢复肌肉原有的长度、弹性和收缩力。

■ 足弓放松

按摩足底筋膜可以缓解足部紧张，更重要的是，唤醒神经系统，增加脊柱的感受性和柔韧性。

采用站立姿势，用脚踩住按摩球进行按压。推荐"整体慢滚+局部深压法"：第一步，先在目标区域整体大面积地缓缓滚压，体会每一寸部位的痛感；第二步，找到1个或多个激痛点后，逐渐将压力集中在激痛点上定点深度按压；第三步，以激痛点为中心位置，缓慢深度滚压。双脚各按摩60秒为1次，共1～3次。

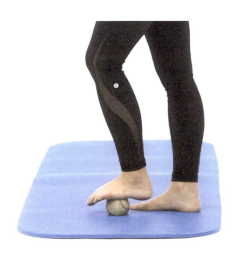

肩背部放松

A.斜方肌放松

仰卧在垫子上，将按摩球放置在垫面与一侧肩颈之间，抬起髋部使压力集中在斜方肌上，在激痛点上进行深度按压。过程中可变换手臂的位置（手臂抬平、举过头顶等）。左侧和右侧各按摩30~60秒为1次，共2~3次。尤其注重按摩疼痛的一侧。

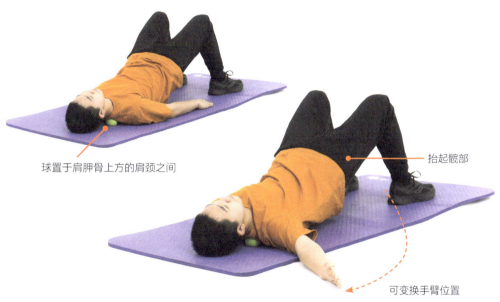

球置于肩胛骨上方的肩颈之间

抬起髋部

可变换手臂位置

B.胸小肌放松

面靠墙壁，将按摩球放置在墙壁与一侧锁骨下方的外上侧胸肌之间。采用"整体慢滚和局部深压法"进行按摩。左侧和右侧各按摩30~60秒为1次，共2~3次。尤其注重按摩疼痛的一侧。

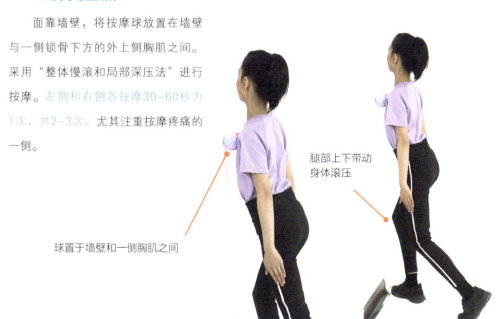

球置于墙壁和一侧胸肌之间

腿部上下带动身体滚压

C.背部肌肉放松

背靠墙壁，将按摩球放置在墙壁与一侧背部之间，缓慢按摩肩袖肌群、斜方肌和背阔肌。在疼痛的部位进行深度按压。过程中可变换手臂的位置（手臂抬平、举过头顶等）。左侧和右侧各按摩30~60秒为1次，共2~3次。尤其注重按摩疼痛的一侧。

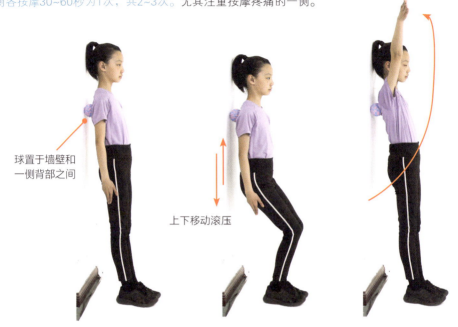

球置于墙壁和一侧背部之间

上下移动滚压

■ 腰部放松

仰卧在垫子上，双腿屈曲放在椅子上，头部枕在泡沫轴上。将按摩球放置在垫面与一侧腰部之间，抬起髋部使压力集中在下腰部肌肉上。采用"整体慢滚和局部深压法"进行按摩。不要放过整个腰部区域中的任何一个位置。左侧和右侧各按摩30~60秒为1次，共2~3次。尤其注重按摩疼痛的一侧。

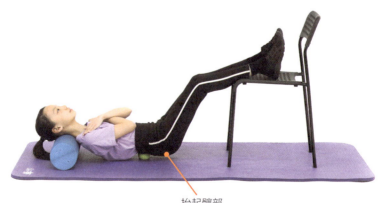

抬起髋部

■ 髋部放松

A.臀部放松

采用坐姿，将泡沫轴放置于左侧臀部下方，将右脚踝叠放在左膝上方，身体稍稍向左倾斜，按摩左侧臀部肌肉。沿臀大肌和臀中肌一点点滚压臀部，在激痛点上深度按压。左侧和右侧各按摩30~60秒为1次，共2~3次。尤其注重按摩疼痛的一侧。

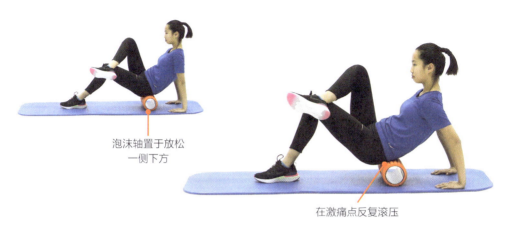

泡沫轴置于放松
一侧下方

在激痛点反复滚压

B.髋屈肌放松

采用俯卧姿势，将泡沫轴放置于一侧髋部下方，采用肘部支撑，身体向被按摩的一侧倾斜，按摩该侧髋屈肌。集中、深度按压紧张疼痛的部位，以较强的力度与柔和的力度交替按摩髋屈肌。左侧和右侧各按摩30~60秒为1次，共2~3次。尤其注重按摩疼痛的一侧。

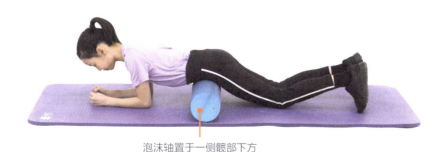

泡沫轴置于一侧髋部下方

腿部带动身体前后滚压

■ 腿部放松

A.股四头肌放松

俯卧于垫子上，将泡沫轴置于大腿中段下方，肘部支撑身体。移动身体使泡沫轴在整个大腿前侧区域滚动。集中、深度按压紧张疼痛的部位，以较强的力度与柔和的力度交替按摩股四头肌。左侧和右侧各按摩30~60秒为1次，共2~3次。尤其注重按摩疼痛的一侧。

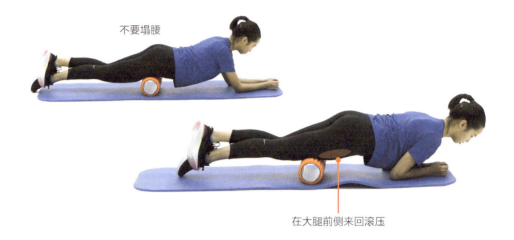

不要塌腰

在大腿前侧来回滚压

B.阔筋膜张肌和髂胫束放松

俯卧于垫子上，将泡沫轴置于大腿外侧髋部位置，上方的腿跨过下方的腿。移动身体使泡沫轴从髋部外侧至膝关节上方外侧滚动。集中、深度按压紧张疼痛的部位。左侧和右侧各按摩30~60秒为1次，共2~3次。尤其注重按摩疼痛的一侧。

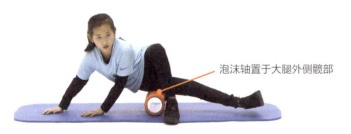

泡沫轴置于大腿外侧髋部

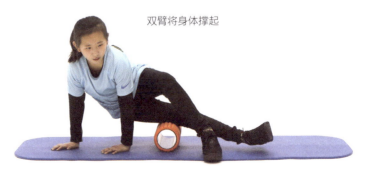

双臂将身体撑起

C.腘绳肌放松

采用坐姿，双手伸直支撑，将泡沫轴放置于大腿后侧的上方。移动身体，使泡沫轴在大腿至膝关节下方来回滚动。集中深度按压紧张疼痛的部位。左侧和右侧各按摩30~60秒为1次，共2~3次。尤其注重按摩疼痛的一侧。

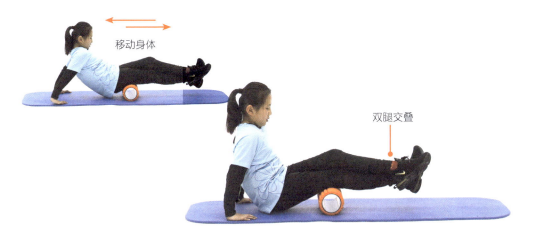

移动身体

双腿交叠

D.大腿内收肌群放松

俯卧在垫子上，一侧腿屈膝，将泡沫轴放置于该侧大腿内侧下方，另一侧腿伸展，平放在垫面上。让泡沫轴在整个大腿内侧下方缓慢滚动，寻找疼痛部位。在激痛点集中、大幅度地按压滚动。左侧和右侧各按摩30~60秒为1次，共2~3次。尤其注重按摩疼痛的一侧。

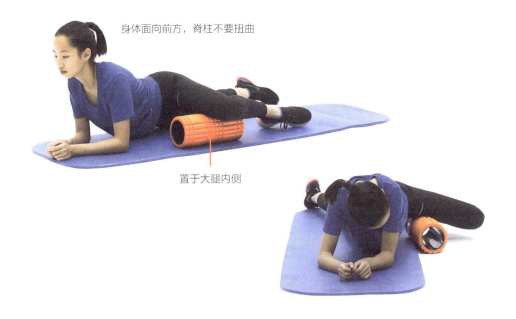

身体面向前方，脊柱不要扭曲

置于大腿内侧

纠正性拉伸

脊柱侧弯的成因比较复杂，但通常始于一侧肌肉的长期异常紧张所造成的痉挛，痉挛推动脊柱弯向另外一侧，导致韧带和肌肉僵硬，迫使脊柱弯曲。姿势矫正对脊柱问题的改善有着特别重要的作用。正确的体姿是一种平衡的姿势。这种平衡存在于人体的中心，使重力与引力被平均分布至身体的所有关节，肌肉得以放松，不必要的张力被释放。而脊柱侧弯本质上是一种脊柱失衡的现象。

为了改善脊柱侧弯的早期状况，基本的目标是将体姿恢复到平衡的状态，在脊柱的所有区域采用拉伸来缓解紧张，直至感觉两侧均匀而平衡。缓慢而轻柔的拉伸配合缓慢而自然的呼吸，有助于放松肌肉、促进血液流动，产生最佳拉伸效果。一个拉伸动作在身体两侧的持续时间和力度，取决于自己的本体感受。一般来说，在无不适反应的一侧，保持5~15秒即可；如果感到非常僵硬，并伴有些许疼痛感，可能需要保持更长时间。留意你身体的信号，不要过度拉伸。在拉伸的过程中，使用正确身体姿势，体会两侧平衡的脊柱用力感。

■ 脊柱伸展

A.仰卧屈膝平躺

仰卧在垫子上，膝盖自然屈曲（下方垫一个泡沫轴或靠垫），双手向两侧外展伸直。感受全身放松，且脊柱紧贴垫面。背部无法紧贴垫面而存在缝隙的部位缓慢用力回收，尝试贴近垫面。保持自然呼吸。动作持续15~30秒，重复2~3次。

双腿可以向身体方向回收，帮助腰部、脊柱贴垫

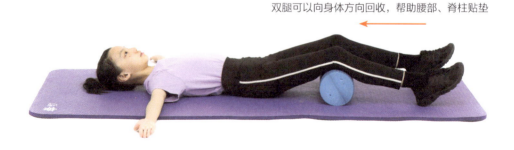

第 5 章 异常体姿的运动纠正方案

B.仰卧屈膝伸展

仰卧在垫子上，双臂放于身体两侧，双膝屈曲90°，大腿与垫面呈90°，脊柱紧贴垫面。双臂先向两侧外展，再水平内收至身体正上方，双手并拢，双腿下落伸直。整个过程缓慢而有控制，保持脊柱紧贴垫面并自然呼吸。每个步骤持续15~30秒，重复2~3次。

小腿和大腿屈曲呈90°，大腿和垫面垂直

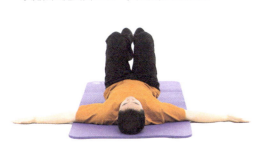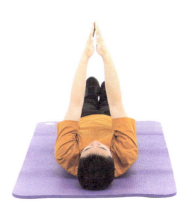

C.仰卧直体伸展

仰卧在垫子上，双腿伸直并拢，脚尖勾起，脊柱紧贴垫面，双手放于身体两侧。整个手、肩、背、臀、腿都与垫面保持接触，离垫面有缝隙的部位缓慢用力贴近垫面。双手上举，在头顶上方交叉，双腿向下伸展，拉伸到最大限度。此动作的进阶方式为单脚钩住弹力带的一端，另一端固定在栏杆上，弹力带绷紧，身体完全放松，双手上举抓住壶铃，左腿屈膝，腹式呼吸。一侧做完再做另外一侧，感到紧张及拉伸幅度较小的一侧，拉伸时间更长。动作持续15~30秒，重复2~3次。

标准动作

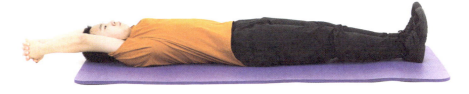

进阶动作

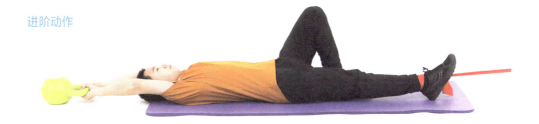

D.球上脊柱伸展

　　首先坐在瑜伽球正中，脚缓慢向前移动，使上身滑动到球的正上方。缓慢而有控制地将双臂伸过头顶，双手指尖撑于垫面。脊柱放松，保持平衡。动作持续15~30秒，重复2~3次。

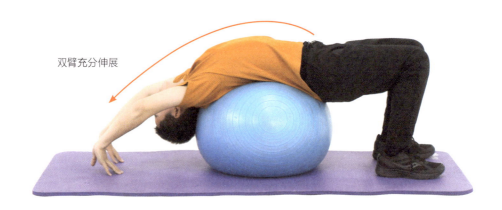

双臂充分伸展

■ 脊柱屈曲

A.跪撑脊柱屈曲

　　双手、双膝与双足着垫，屈髋屈膝约呈90°，双手在双肩正下方，背部平直，身体两侧保持对称。吸气时，腹部鼓起，背部下塌，下巴抬起。呼气时，腹部收缩，背部弓起，下巴贴近胸部。接下来缓慢压低骨盆并使其贴近脚跟，额头贴近垫面，双手尽量向前伸展。所有步骤缓慢而有控制地完成。每个步骤持续30~60秒，重复2~3次。

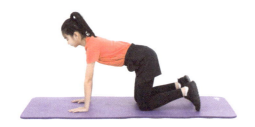
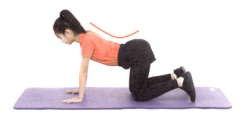

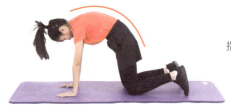
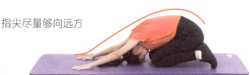

指尖尽量够向远方

B.坐至立脊柱侧屈

双腿盘腿而坐，左手下放于体侧，右手过头伸直。躯干往左侧缓慢而有控制地倾斜，至最大限度处保持30~60秒，然后缓慢回到中间。另一侧做同样动作。重复2~3次。站立起身，双腿前后分开，右腿在前，右手叉腰，左手过头伸直。躯干往右侧缓慢而有控制地倾斜，并在感受到拉伸极限的地方保持15~30秒，缓慢回到站立姿势。另一侧做同样的动作。重复2~3次。注意在侧屈过程中，缓慢而有控制地完成全部动作。在动作限制较大的一侧要更用心地做，并保持更长时间。

坐姿

站姿

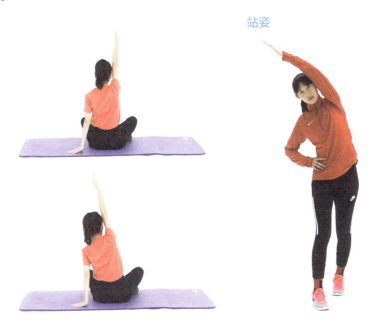

 脊柱旋转

A.仰卧双膝旋转

仰卧在垫子上，双臂展开，手肘平贴地面（或垫面），双腿屈膝并拢。缓慢而有控制地将双膝倒向身体一侧，头部向另一侧转动，在感到拉伸极限的地方保持30~60秒，然后缓慢回到起始姿势。一侧做完后，换另一侧做同样的动作。重复2~3次。在动作限制较大的一侧要更用心地做，并保持更长时间。

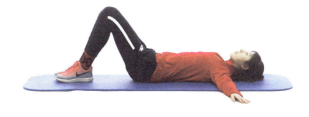

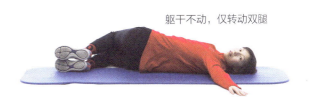

躯干不动，仅转动双腿

B.坐式躯干旋转

身体呈坐姿，双腿并拢，双手扶垫。右腿伸直，将左脚置于右膝的外侧，将右肘抵在左膝的外侧。左手斜放在臀部后方，左肩往后方牵拉，同时右肘发力向后推动左膝，头部和躯干向左后方旋转。在感受到拉伸极限的地方保持30~60秒，然后缓慢回到起始姿势。一侧做完后，做另一侧。重复2~3次。在动作限制较大的一侧要更用心地做，并保持更长时间。

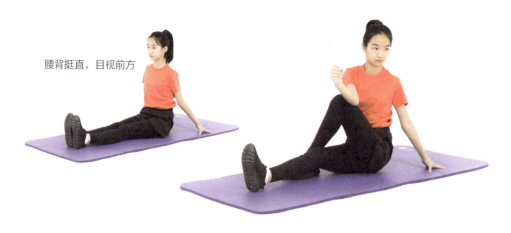

腰背挺直，目视前方

C.仰卧躯干旋转

仰卧在垫子上，双腿并拢，双手贴垫。右膝屈曲90°，缓慢倒向左侧地面（或垫面），下腰部随之扭转，直至膝关节接触地面（或垫面）。将左手放置在右膝上，右手举起缓慢往右侧水平伸展，头和肩向右侧转动。在感受到拉伸极限的地方保持30~60秒，然后缓慢回到起始姿势。一侧做完后，做另一侧。重复2~3次。在动作限制较大的一侧要更用心地做，并保持更长时间。

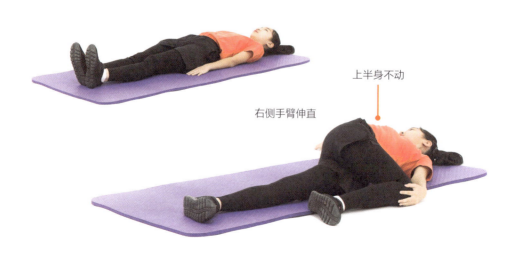

上半身不动

右侧手臂伸直

髋部拉伸

A.盘腿拉伸

双腿盘腿坐在垫子上，两脚跟尽量靠近臀部。双手向前伸，俯身靠向垫面，在感受到拉伸极限的地方保持30~60秒。左手向后伸，右手向前伸，躯干保持不动，在感受到拉伸极限的地方保持30～60秒。躯干和右手向左侧滑动，在感受到拉伸极限的地方保持30~60秒，回到起始姿势。一侧做完后，做另一侧。重复2~3次。在动作限制较大的一侧要更用心地做，并保持更长时间。

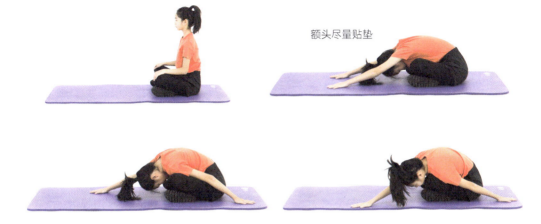

额头尽量贴垫

B.仰卧抱腿拉伸

仰卧在垫子上，将右脚踝叠放在左膝上方，保持头部及脊柱紧贴垫面。双手抱住左大腿的后侧，将左腿拉向身体，直至梨状肌有牵拉感。在感受到拉伸极限的地方保持30~60秒，缓慢回到起始姿势。一侧做完后，做另一侧。重复2~3次。在动作限制较大的一侧要更用心地做，并保持更长时间。

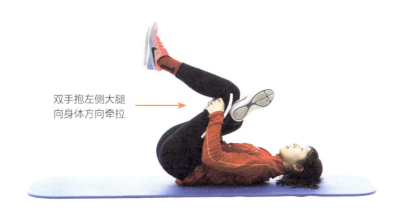

双手抱左侧大腿
向身体方向牵拉

C.仰卧弹力带直腿拉伸

仰卧在垫子上，弹力带环绕在左脚下，手握弹力带两端。双手同时将弹力带拉向上身。左腿伸直，右脚不离开地面（或垫面），双膝伸直。在感受到拉伸极限的地方保持30~60秒，缓慢回到起始姿势。一侧做完后，做另一侧。重复2~3次。在动作限制较大的一侧要更用心地做，并保持更长时间。

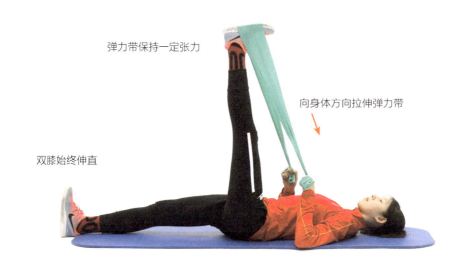

弹力带保持一定张力

向身体方向拉伸弹力带

双膝始终伸直

5.1.3 主动灵活性

减轻僵硬和疼痛，恢复"丧失记忆"肌肉的功能，改变错误的功能动作模式，消除关节与肌肉代偿，提高身体的感受性，养成正确的动作习惯，是纠正异常体姿最重要的训练要素，且对脊柱侧弯来说尤为重要。

经过自我筋膜放松和纠正性拉伸两个阶段，关节周围软组织处于相对松软的状态，肌肉、肌腱和筋膜都已经放松下来了，逐渐恢复到可发挥自然功能的初长度。接下来，要在动态的运动中去提升身体的主动灵活性。其中，有几个要素是必备的：采用稳定与不稳定之间的动态转换来激活肌肉中的本体感受器以加强关节位置感觉和肌肉运动感觉；采用身体整体动力链各环节有序的组合运动强化正确功能动作模式；采用唤醒弱侧肌肉以保持均衡肌张力的核心稳定性训练来支撑脊柱并进行上下肢能量的传递。

■ 地板动作系列

A.手撑动态拱桥

双手双脚四点支撑垫面，呈俯卧撑准备姿势。然后双手缓慢交替地向后移动，臀部逐渐抬高，躯干与下肢形成倒V形拱桥姿势。尽量下压躯干，绷直身体，在感受到拉伸极限的地方保持15~30秒。重复2~3次。

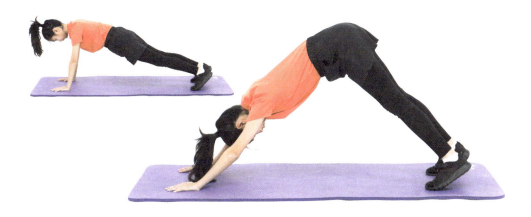

B.仰卧对侧手脚上抬

仰卧在垫子上，脊柱贴紧垫面。先用双手、双腿夹住瑜伽球置于身体上方。左手缓慢放至头上方，左臂伸直，右腿伸直紧贴垫面，左腿与右手一起夹住瑜伽球。保持瑜伽球稳定在躯干正上方30~60秒，然后缓慢回到起始姿势。一侧做完后再做另一侧。重复2~3次。在动作限制较大的一侧要更用心做，并保持更长时间。

双手、双腿夹住瑜伽球

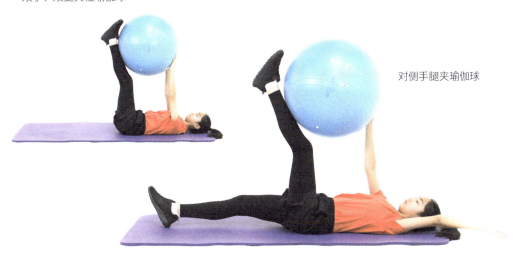

对侧手腿夹瑜伽球

C.跪撑水平后坐

跪撑姿势，腹部尽量收紧，背部保持平直。身体核心部位收紧，接下来，抬起一只手臂，向前伸直，与躯干呈一条直线。保持15～30秒，回到起始姿势。一侧做完后，做另一侧。动作用力过程中，切记保持脊柱的水平位置。重复2~3次。

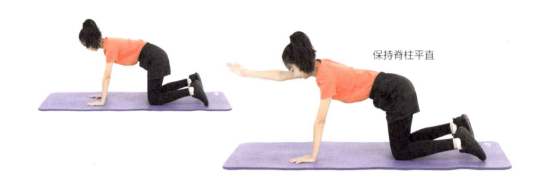

保持脊柱平直

D.跪撑手腿伸展

跪撑姿势，保持背部平直，双臂与大腿垂直于垫面。缓慢抬起左臂，向前伸直，与躯干呈一条直线，保持15~30秒，还原动作。缓慢抬起右腿，向后伸直，与躯干呈一条直线，保持15~30秒，还原动作。缓慢抬起左臂和右腿，保持15~30秒，回到起始姿势。动作过程中，切记保持脊柱的水平位置。重复2~3次。

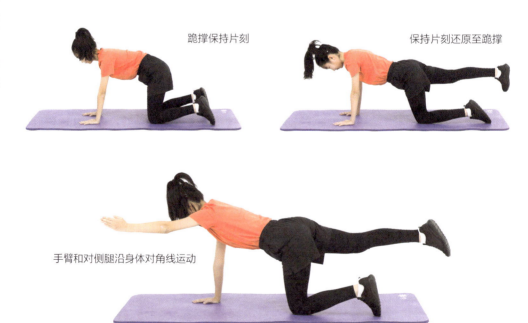

跪撑保持片刻

保持片刻还原至跪撑

手臂和对侧腿沿身体对角线运动

■ 站立动作系列

A.星形站立

背靠墙站立，双腿并拢，全身紧贴墙壁，注意尽量收回下背部。抬起双臂伸直过头，掌心相对，双臂同样与墙壁贴紧。收紧全身，上身和双臂向左侧倾斜。左腿保持不动，右腿侧抬起，左臂、右腿呈一条直线。另一侧手腿保持直立，形成一个四角星姿势。在感觉到动作极限并快要失去平衡的地方保持15~30秒。缓慢回到起始姿势。一侧做完再做另外一侧。重复2~3次。特别注意全过程中保持身体全部位与墙壁的接触，缓慢而有控制地完成动作。接下来，可以离开墙壁，对着镜子，站立完成动作，锻炼更强的平衡与姿势感受能力。

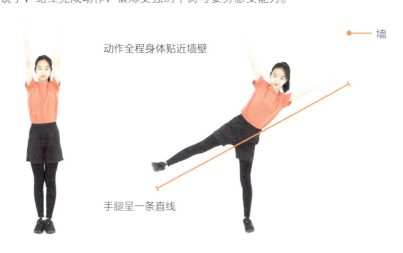

墙

动作全程身体贴近墙壁

手腿呈一条直线

B.双臂前伸单腿钟摆

身体左侧靠墙站立，双腿并拢，双手落于体侧，左肩接触墙壁。身体重心略移向左腿，身体缓慢向前倒，同时伸直双臂和右腿，左膝略弯曲。在身体与地面平行的时候保持15~30秒，身体缓慢回到起始姿势。一侧做完再做另一侧。重复2~3次。保持左肩与墙面的接触以提供少许的支撑力，并调节体态。接下来，离开墙壁，站立完成动作，锻炼更强的平衡与姿势感受能力。

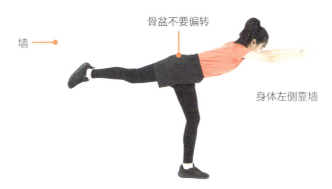

骨盆不要偏转

墙

身体左侧靠墙

■ 弓步动作系列

A.手臂伸直弓步

站立姿势，双腿分开与肩同宽，双臂垂于体侧。一条腿尽量向前迈出，呈弓步姿势，保持双腿开立。双手在胸前合十，缓慢伸直高举过头顶。慢慢向两侧打开双手，同时头和背部向后仰。保持15~30秒，缓慢回到起始姿势，一侧做完再做另一侧。注意弓步时双腿不要在一条直线上站立，开立至肩宽位。缓慢而有控制地完成动作，体会每一寸身体的感受。重复2~3次。

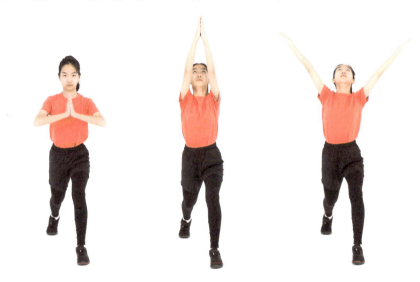

B.躯干旋转弓步

站立姿势，双腿分开与肩同宽，双臂垂于体侧。左腿尽量向前迈出，呈弓步姿势，保持双腿开立。双臂前平举，双手掌心相对，左侧手臂向身体后方伸展，缓慢向左转动躯干，头跟随躯干转动看向左手，背部尽量伸直。保持15~30秒，缓慢回到起始姿势。注意臀部和核心尽量收紧。一侧做完后，做另一侧。重复2~3次。在动作限制较大的一侧要更用心做，并保持更长时间。

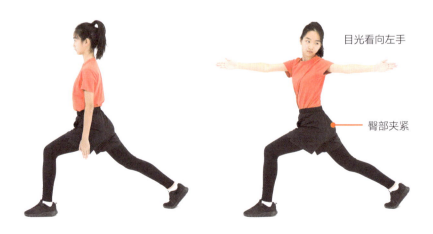

目光看向左手

臀部夹紧

C.躯干侧屈弓步

呈弓步姿势，保持双腿开立。双臂伸直高举过头，缓慢向右侧弯曲躯干，背部挺直。在动作到达极限的地方保持15~30秒，缓慢回到起始姿势。一侧做完后，做另一侧。重复2~3次。在动作限制较大的一侧要更用心地做，并保持更长时间。

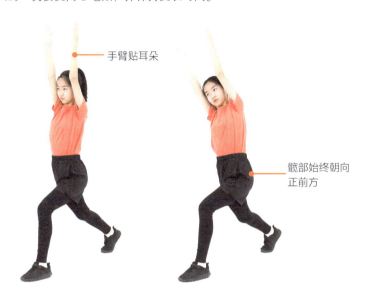

手臂贴耳朵

髋部始终朝向正前方

5.1.4 功能力量强化

人体的运动系统是复杂而精细的，涉及关节、肌筋膜和肌肉系统之间的协调，还有神经系统、心理与生理系统之间的配合。呼吸、情绪、身体失调等都会引发不良体姿问题，导致短期或长期的肌肉代偿和各种失衡。

每一个驱动运动的主动肌都由与之匹配的制动系统（拮抗肌）协同作用。脊柱周围主动肌与拮抗肌群之间相对肌力的功能决定了脊柱的位置。也就是说，当力量不均时，附着在脊柱上的力量就会失衡，异向牵拉脊柱产生侧弯现象。因此，运动纠正中相当重要的一个部分，就是要重建脊柱周围肌群的力量，使其重新获得平衡，维持最佳的姿势和功能。训练要素包括利用主动肌和拮抗肌之间的平衡增强肌肉组织的对称性和张力，使用三维空间和多关节的功能性训练方法建立位置感和身体运动感知，采用肌肉离心和向心收缩及小重量的负重抗阻训练强化脊柱周围肌群的力量。

■ 弹力带平板支撑

A.俯桥

呈俯卧姿势，双手与肩同宽，双肘屈曲90°，并于肩部正下方支撑垫面。双脚并拢，脚尖勾起支撑垫面。将弹力带的一端缠绕在双脚上，另一端固定于手肘处。身体核心部位收紧，包括背部、腰部、臀部、大腿内侧，保持全身平直姿势15~30秒。尤其注意臀部的位置，不可翘起或塌陷。在感觉到发抖或难以支撑的时候，可适当前后平移身体，数到10下，即刻停止动作。不要在错误动作上坚持更长的时间，会造成脊柱变形，出现反效果。重复2~3次。

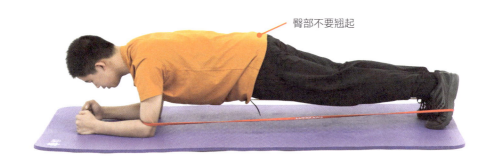

臀部不要翘起

B.侧桥

侧卧在垫子上，右手肘放于肩关节正下方。将弹力带的一端缠绕在双脚上，另一端绕过右肘。右肘屈肘90°推起躯干并支撑上半身，双腿并拢伸直支撑下半身。身体核心部位收紧，包括背部、腰部、臀部、大腿内侧，保持全身平直姿势30~60秒。回到起始姿势，一侧做完再做另一侧。尤其注意侧向身体位置，身体不要转动成正面或背面朝上。在做得不好的一侧要特别用心地做出正确的姿势。重复2~3次。

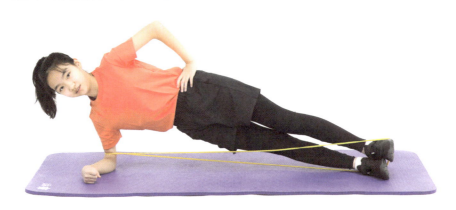

C.臀桥

仰卧在垫子上，双手放于身体两侧，双脚分开与肩同宽，屈膝勾脚。将迷你弹力带套在大腿靠近膝关节处。臀肌收紧，抬起髋部，直至肩部、躯干、髋部、膝部在一条直线上。保持躯干平直姿势30~60秒。需要特别注意的是髋部抬高动作不要过大，髋部与躯干在同一平面即可。双膝宽度与肩宽相同，膝盖朝脚尖方向，不要内扣或外展。重复2~3次。

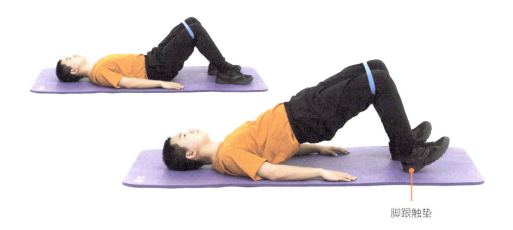

脚跟触垫

■ 持杆挺身

A.跪式持杆挺身

手持一根长杆，放置于身后。右手在上置于颈后，左手在下置于腰后，双手抓握在长杆上。长杆紧贴于头部、颈部、背部、腰部、臀部，与身体最大限度地接触。跪坐在垫面上，伸展脚踝。缓慢而有控制地降低身体，屈髋下放躯干，胸部靠近垫面。在臀部上端无法贴紧长杆的时候保持15~30秒，缓慢挺身回到起始姿势。注意头的中立位。一侧做完再做另一侧。在做得不好的一侧要特别用心地做出正确的姿势。重复2~3次。

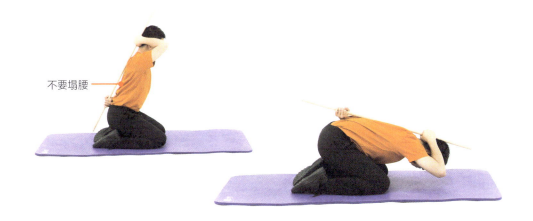

不要塌腰

B.站立持杆挺身

手持一根长杆，放置于身后。右手在上置于颈后，左手在下置于腰后，双手抓握在长杆上。长杆与身体最大限度地接触。站立姿势，缓慢而有控制地降低身体，屈髋屈膝，躯干前倾，胸部靠近地面，整个脊柱贴紧长杆。在脊柱无法贴紧长杆的时候停顿15~30秒，缓慢挺身回到起始姿势。一侧做完再做另一侧。在做得不好的一侧要特别用心地做出正确的姿势。重复2~3次。

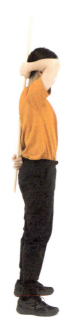
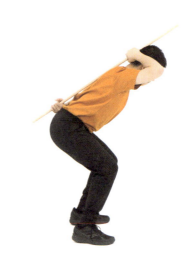

C.站立持杆硬拉

手持一根长杆，放置于身后。右手在上置于颈后，左手在下置于腰后，双手抓握在长杆上。长杆与身体最大限度地接触。站立姿势，缓慢而有控制地降低身体，同时左侧腿向后伸展抬高，胸部靠近地面，抬高左侧腿与躯干保持平直，整个脊柱贴紧长杆。在脊柱无法贴紧长杆的时候停顿15~30秒，缓慢挺身回到起始姿势。一侧做完再做另一侧。在做得不好的一侧要特别用心地做出正确的姿势。重复2~3次。

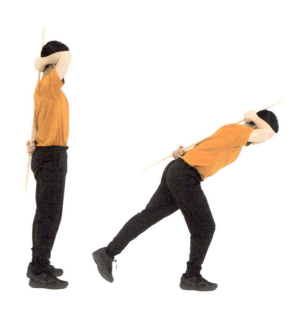

■ 负重深蹲

A.站立杠铃杆上举

背靠墙站立，双腿分开与肩同宽，整个身体后部紧贴墙壁。双手握杠铃杆或其他长杆，保持对称握杆位置，肘关节约呈90°，杠铃杆放置在头部正上方，贴紧墙壁。缓慢上举杠铃杆，直至肘关节完全伸直，保持15~30秒。整个动作过程中，保持身体全部位紧贴墙壁，同时肢体对称，长杆保持水平。对着镜子完成动作，如出现高低杆现象，请及时调整姿势。重复5~8次。

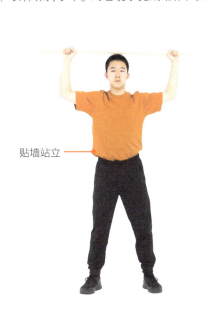

贴墙站立

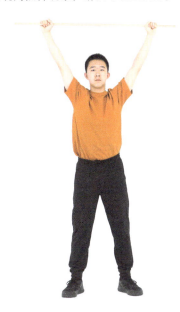

B.弹力带十字交叉半蹲

将弹力带的两端系在一起，形成一个弹力带环，然后将弹力带的一段踩在脚下，另一段抓在手上，并在身体前侧交叉。双手抓住弹力带同时上举至双臂伸直，保持脊柱挺直。然后，缓慢屈髋下蹲，直至大腿约与地面平行，保持10秒。重复5~8次。

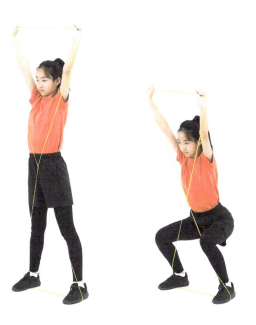

C.哑铃交替举手全蹲

站立姿势，双腿开立大于肩宽，双手各握一只哑铃。缓慢做全蹲动作，膝关节向外打开，抬头挺胸，腰部平直，双臂伸直，双手位于两腿之间。左手贴近身体并缓慢上抬，直至高举过头、左臂伸直。接着，右手同样上抬至超过头顶、右臂伸直。然后，缓慢而有控制地站起，直至身体完全直立，双手保持握住哑铃的姿势。停顿10秒。重复动作3~6次。

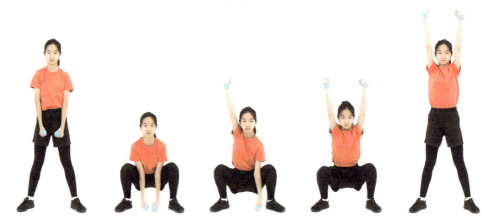

表5.1提供了4个为期4周的轻微（早期）脊柱侧弯的运动纠正方案。

表5.1 轻微（早期）脊柱侧弯的运动纠正方案示例

时间	方案一	方案二	方案三	方案四
第1周	**自我筋膜放松：** ① 足弓放松 ② 肩背部放松 ③ 腰部放松 ④ 髋部放松 ⑤ 腿部放松	**1. 自我筋膜放松：** ① 足弓放松 ② 肩背部放松 ③ 腰部放松 **2. 纠正性拉伸：** ① 脊柱伸展 ② 脊柱屈曲	**1. 自我筋膜放松：** ① 足弓放松 ② 肩背部放松 ③ 腰部放松 **2. 纠正性拉伸：** ① 脊柱伸展 ② 脊柱屈曲 **3. 主动灵活性：** 地板动作系列	**1. 自我筋膜放松：** ① 足弓放松 ② 肩背部放松 ③ 腰部放松 ④ 髋部放松 **2. 纠正性拉伸：** ① 脊柱伸展 ② 脊柱屈曲 ③ 脊柱旋转 **3. 主动灵活性：** ① 地板动作系列 ② 站立动作系列 **4. 功能力量强化：** 弹力带平板支撑

时间	方案一	方案二	方案三	方案四
第 2 周	**纠正性拉伸：** ① 脊柱伸展 ② 脊柱屈曲 ③ 脊柱旋转 ④ 髋部拉伸	**1. 自我筋膜放松：** ① 髋部放松 ② 腿部放松 **2. 纠正性拉伸：** ① 脊柱旋转 ② 髋部拉伸	**1. 自我筋膜放松：** ① 肩背部放松 ② 腰部放松 ③ 髋部放松 **2. 主动灵活性：** ① 地板动作系列 ② 站立动作系列 **3. 功能力量强化：** 持杆挺身	**1. 自我筋膜放松：** ① 肩背部放松 ② 腰部放松 ③ 髋部放松 ④ 腿部放松 **2. 纠正性拉伸：** ① 脊柱屈曲 ② 脊柱旋转 ③ 髋部拉伸 **3. 主动灵活性：** ① 站立动作系列 ② 弓步动作系列 **4. 功能力量强化：** 持杆挺身
第 3 周	**主动灵活性：** ① 地板动作系列 ② 站立动作系列 ③ 弓步动作系列	**1. 主动灵活性：** ① 地板动作系列 ② 站立动作系列 **2. 功能力量强化：** ① 弹力带平板支撑 ② 持杆挺身	**1. 纠正性拉伸：** ① 脊柱旋转 ② 髋部拉伸 **2. 主动灵活性：** ① 站立动作系列 ② 弓步动作系列 **3. 功能力量强化：** 持杆挺身	**1. 自我筋膜放松：** ① 肩背部放松 ② 髋部放松 **2. 纠正性拉伸：** ① 脊柱伸展 ② 脊柱屈曲 ③ 脊柱旋转 **3. 主动灵活性：** ① 地板动作系列 ② 站立动作系列 ③ 弓步动作系列 **4. 功能力量强化：** ① 弹力带平板支撑 ② 负重深蹲
第 4 周	**功能力量强化：** ① 弹力带平板支撑 ② 持杆挺身 ③ 负重深蹲	**1. 主动灵活性：** ① 站立动作系列 ② 弓步动作系列 **2. 功能力量强化：** ① 持杆挺身 ② 负重深蹲	**1. 自我筋膜放松：** ① 肩背部放松 ② 髋部放松 ③ 腿部放松 **2. 纠正性拉伸：** ① 脊柱伸展 ② 脊柱屈曲 ③ 脊柱旋转 **3. 功能力量强化：** ① 弹力带平板支撑 ② 负重深蹲	**1. 自我筋膜放松：** 腿部放松 **2. 纠正性拉伸：** ① 脊柱旋转 ② 髋部拉伸 **3. 主动灵活性：** ① 地板动作系列 ② 站立动作系列 ③ 弓步动作系列 **4. 功能力量强化：** ① 弹力带平板支撑 ② 持杆挺身 ③ 负重深蹲

第 **5** 章 异常体姿的运动纠正方案

练习者可根据自身情况选择练习方案，可使用零散的时间进行练习。强调动作质量和姿势，采用缓慢而有控制的动作，保持自然呼吸。同伴或家长协助观察姿势或自己面对镜子调整姿势。

5.2 圆肩驼背（上交叉综合征）的运动纠正方案

上交叉综合征的主要问题在于颈、肩、胸部的上肢动作模式异常，其直接原因是颈部前侧深层颈屈肌的弱化和颈部后侧枕下肌、上斜方肌与肩胛提肌的紧张，胸部前侧胸大肌、胸小肌的紧张和胸部后侧菱形肌、前锯肌与中下斜方肌的弱化，造成肩颈部位牵拉力的失衡。上交叉综合征会引起颈、肩、胸、背部的酸痛，颈椎结构变形及功能失常，头痛手麻。不容忽视的是，呼吸和运动能力也会随之下降。

针对上交叉综合征的运动纠正训练需遵循一个简单的原则：放松并拉伸紧张的肌群使其能够恢复到原有的初长度，强化软弱的肌群并使其能够在正确的姿势中发力。在具体实施过程中，还需加强过度后屈的胸椎的灵活性，提高脊柱姿势稳定肌群的肌力并强调正确呼吸模式的重要性。

5.2.1 自我筋膜放松

上交叉综合征主要松解的部位是颈、肩、胸、腰部肌群。其中，重点是缓解颈部后侧肌群和胸部前侧肌群的紧张，同时兼顾到与之相邻的相关肌群。对背部肌群的滚压可帮助激活相应的感受器，为后面的拉伸及肌力强化打下基础。

■ 颈部放松

A.上颈部放松

仰卧在垫子上，屈膝屈髋。将花生球放置在泡沫轴上，头枕在花生球上。泡沫轴与花生球接触略微前屈的颈部后侧，借助身体的重力用花生球对上颈部施压。轻微缓慢地上下滚动花生球，在酸痛的地方停顿按压，也可以左右轻轻摆动身体寻找激痛点。按摩1~3分钟。

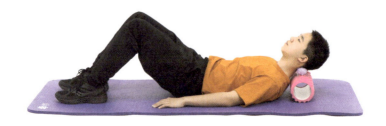

B.中下颈部放松

仰卧在垫子上，屈膝屈髋。将花生球放置在垫面与颈部中间。借助身体的移动轻微缓慢地在颈部中下区域滚动花生球。在感到明显酸痛的地方抬起髋部重点按压，并左右轻轻摆动身体。按摩1~3分钟。

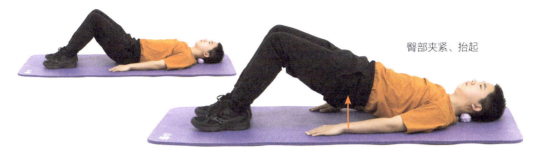

臀部夹紧、抬起

胸肌放松

A.胸小肌放松（放松方法和步骤详见P45 B.胸小肌放松）

左侧和右侧各按摩30~60秒为1次，共2~3次。

B.胸大肌放松

俯卧在垫子上，将泡沫轴放置在一侧胸部与垫面之间。用手臂适当支撑身体，从左到右缓慢滚动泡沫轴，让胸部所有区域都被按摩到。泡沫轴在每个僵硬部位左右来回滚压10次。一侧做完后做另一侧。重复3~5组。

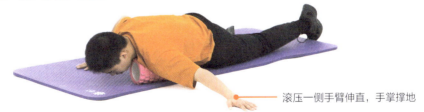

滚压一侧手臂伸直，手掌撑地

肩背部放松

A.斜方肌放松（放松方法和步骤详见P45 A.斜方肌放松）

左侧和右侧各按摩30~60秒为1次，共2~3次。

B.背部肌群放松（放松方法和步骤详见P46 C.背部肌肉放松）

左侧和右侧各按摩30~60秒为1次，共2~3次。

C.竖脊肌放松

仰卧在垫子上，屈膝屈髋，双脚着垫。将花生球沿脊柱置于上背部下方，停顿在一点上，双臂伸直举起，缓慢交替下落5~10次。接着将花生球向下移动至临近椎骨下方，依次完成上背部与中背部区域的按摩。然后，将花生球向下移到下背部位置，双手抱头，缓慢抬起上身做卷腹动作5~10次。接着稍向下移动花生球直至完成下背部全部区域的按摩。在感受到明显酸痛的地方可多做几次，加强放松。

按摩位置示意图

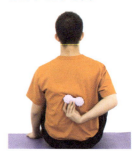

上背部和中背部

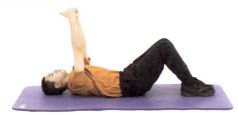
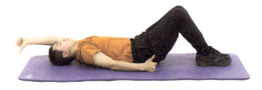

下背部

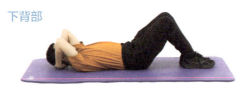
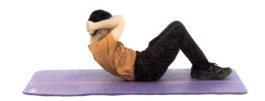

5.2.2 纠正性拉伸

上交叉综合征纠正性拉伸的重点在于拉伸胸部、肩部、颈部肌群，增加胸椎及相邻关节的灵活性，调节交错的肌肉张力，调整脊柱各椎体间关节的位置，缓解肌肉疼痛，促进正确体姿的重建。

■ 颈部拉伸

A.胸锁乳突肌拉伸

靠墙站立，全身紧贴墙壁，肩部尽量后缩，下巴微收，双臂自然垂于体侧。头部向右侧贴近墙壁方向转动，微微抬头，直至胸锁乳突肌感受到牵拉感，保持姿势15~30秒。还原动作，一侧做完再做另外一侧。重复2~3次。

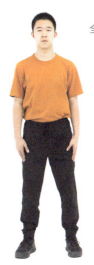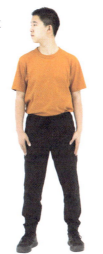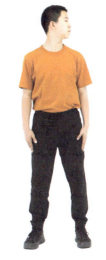

全程靠墙站立

B.颈侧屈肌拉伸

靠墙站立，全身紧贴墙壁，肩部尽量后缩，下巴微收。头缓慢向左肩的方向侧屈，过程中保持紧贴墙壁。利用左手帮助扩大拉伸幅度，在感受到牵拉感的地方保持15~30秒，回到起始姿势。一侧做完再做另外一侧。重复2~3次。

缓慢、匀速牵拉

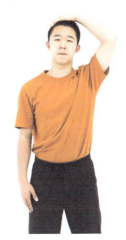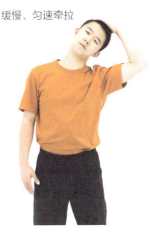

C.颈伸肌拉伸

靠墙站立，全身紧贴墙壁，肩部尽量后缩。将头缓慢向前倾，做低头动作。利用双手抱头帮助扩大拉伸幅度，在感受到牵拉感的地方保持15~30秒。重复2~3次。

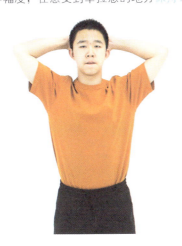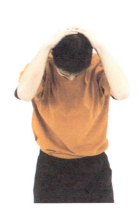

D.颈屈肌拉伸

直立站立姿势，背部挺直。将头缓慢向后仰。利用双手拇指顶下颚帮助扩大拉伸幅度，在感受到牵拉感的地方保持15~30秒。重复2~3次。

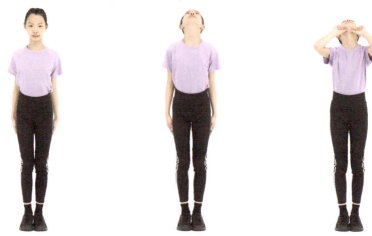

■ 胸椎伸展

A.泡沫轴水平伸展

仰卧在垫子上，将泡沫轴竖放在脊柱处，两臂在身体两侧水平打开。缓慢地压低手臂的位置，使其更贴近垫面，在感受到牵拉感的地方停顿30~60秒。重复2~3次。

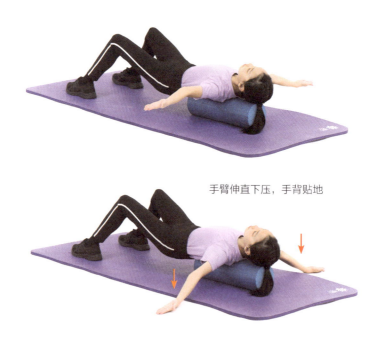

手臂伸直下压，手背贴地

B.瑜伽球向后伸展（放松方法和步骤详见P52 D.球上脊柱伸展）

做3次，每次分别保持：15秒，30秒，60秒。

■ 肩胛胸廓伸展

A.仰卧长杆屈肘下拉

仰卧在长椅上，屈髋屈膝。双手向头部后方伸展，直至能握住横向放置在长椅下方的一根长杆。先向后上方伸展手臂，尽可能伸直，然后向下、向后屈肘下拉，直至双侧肩胛骨相互碰触。

如果上述动作可以轻松完成的话，可试着保持上身动作不变，将双膝倒向左侧，髋部稍稍左转，最终使双膝缓慢而有控制地贴近椅面，在最大动作限度时保持姿势30~60秒，回到起始姿势。换另一侧执行同样的动作。重复3~5次。

B.站立长杆屈髋后翻

站立姿势，双手在身后握住一根长杆，双腿分开与肩同宽。屈髋俯身向下做体前屈动作，膝盖稍弯曲，下巴往胸骨靠近，同时将长杆随身体向后、向下举，举到最大限度时保持30~60秒。重复3~6次。

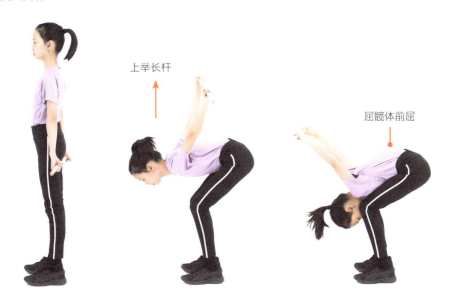

上举长杆

屈髋体前屈

C.坐姿长杆胸椎旋转

坐在可使大腿平行于地面，膝关节呈约90°的椅子上，脊柱挺直。双手握住一根长杆，手臂高举过头伸直，然后双手下放到肩部架住长杆。注意保持长杆水平。双膝朝前，躯干向左侧旋转，在达到最大旋转限度的时候保持30~60秒，回到起始姿势。一侧做完再做另一侧。重复3~5次。

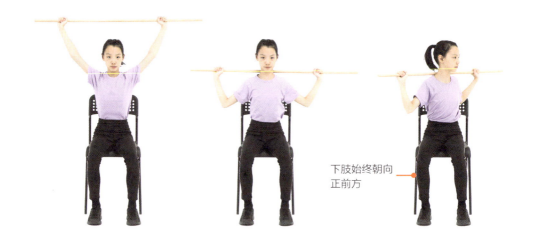

下肢始终朝向
正前方

5.2.3 主动灵活性

上交叉综合征的主动灵活性练习的要点是在动态动作中深入刺激正确体态的本体感受，适当利用阻力助力或对抗来提高正确动作的用力感，采用交叉的运动链提高对称的肢体灵活性。

■ 颈部滑行动作

A.靠墙颈部滑行

背靠墙站立，全身紧贴墙壁。肩部保持与墙壁贴紧并放松，下巴先向前移动，然后向后回收，带动颈部向墙壁方向移动，直至头后下部尽可能贴紧墙壁，肩部下沉。在头后下部最大限度地贴紧墙壁的时候保持15~30秒。重复5~8次。

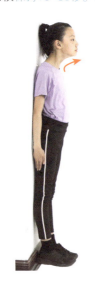
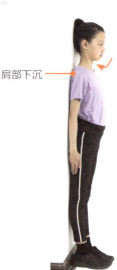

肩部下沉

B.瑜伽球颈部回收

站立姿势，将瑜伽球放置在颈部与墙壁之间，肩部与头部依靠瑜伽球。保持直立姿势，收缩下巴，将头部缓慢而有控制地向瑜伽球后压。整个背部肌肉都等长收缩，身体位置没有任何移动。在最大限度地后压瑜伽球的时候保持15~30秒。重复5~8次。

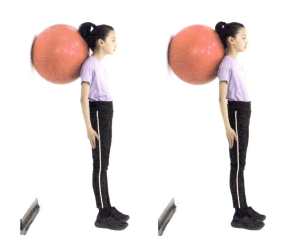

C.弹力带颈部回收

坐在椅子上，双手抓住弹力带的两端，绕过头后部。将弹力带缓慢水平前推，同时收下巴，头部保持原位不动，抵抗弹力带的拉力，保持15~30秒，还原动作。再次将弹力带水平前推，同时收下巴，头部用力向后方回收，在回收到最大限度的时候保持15~30秒。注意在动作过程中，保持脊柱的稳定性。重复5~8次。

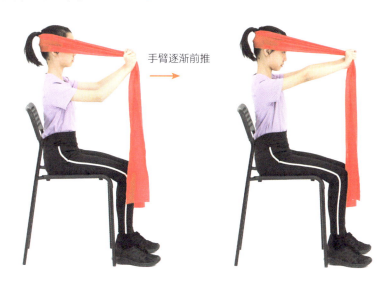

手臂逐渐前推

■ 翻书动作

A.侧卧翻书

左侧卧位，屈髋90度，屈膝90度，双臂向前伸展，双手重叠。保持下肢及髋关节稳定，右臂绕过头部向身体后方展开，直至与左臂呈一条直线，头向右后方转动。动作过程中保持左臂与地面（或垫面）最大限度地接触。右臂在水平展开位置停顿30~60秒，然后逐渐紧贴地面（或垫面），保持自然呼吸。回到起始姿势，一侧做完再做另一侧。重复3~5次。

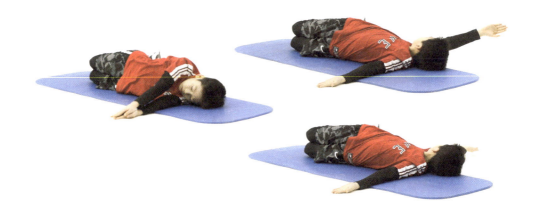

B.站立翻书

背靠墙站立,头部、肩部、背部、髋部、脚部呈一条直线紧贴墙壁。双侧大臂夹紧身体,双臂屈肘呈90°,掌心相对。缓慢地将掌心转动向上,同时向后收缩肩胛骨,打开胸腔,使两手臂尽量贴近墙壁,保持背部紧贴墙壁。在出现明显牵拉感的地方停顿30~60秒。重复3~5次。

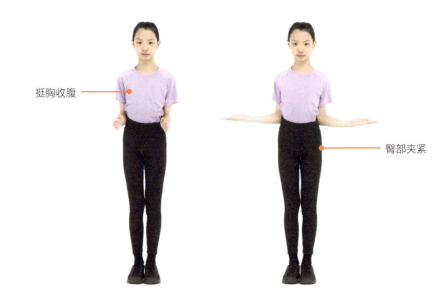

挺胸收腹

臀部夹紧

C.跨步翻书

站立姿势,双腿分开与肩同宽,双臂落于体侧。左腿向前跨步,右侧臀部收紧。俯身,右手支撑地面,左手向上打开,眼睛看手指尖方向,两臂呈一条直线,保持姿势10~15秒。注意始终保持右腿伸展,并收紧臀大肌。回到起始姿势,一侧做完再做另外一侧。重复3~5次。

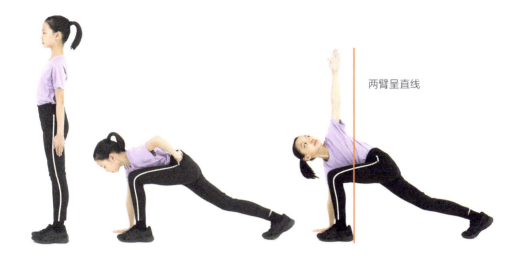

两臂呈直线

弹力带肩带训练

A.俯卧双臂后翻

俯卧在垫子上，双腿分开与肩同宽，双臂过头顶伸直，双手抓一条短弹力带。手臂上抬并从头后向臀部滑动。在这一过程中，弹力带会随着双臂后翻的动作向外撑开。当手臂到达臀部后，再从后到前回到起始姿势。缓慢而有控制地完成动作。重复5~8次。

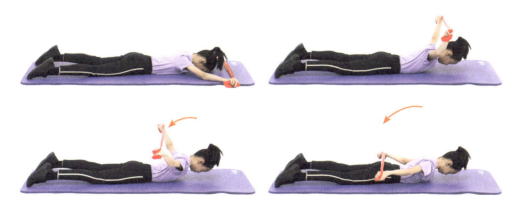

B.俯卧两头起

俯卧在垫子上，双腿分开与肩同宽，双臂过头顶伸直。左右手各抓弹力带一端，弹力带交叉后缠在双侧脚上。向上抬起双臂双腿，形成两头起姿势。在动作到达极限的时候保持10~15秒。这一过程中，弹力带会随着两头起的动作向内收缩，帮助加大屈曲幅度。缓慢而有控制地完成动作。重复5~8次。

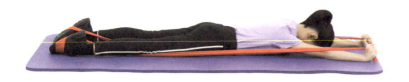

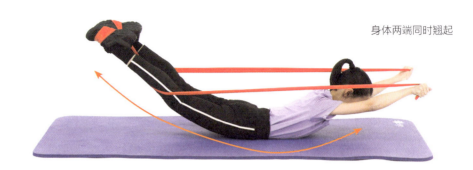

身体两端同时翘起

C.俯卧展臂式

俯卧在垫子上，双腿分开与肩同宽，双臂过头顶伸直。左右手各抓弹力带一端，弹力带交叉后缠在双侧脚上。向后上方展臂，充分调动肩关节外展肌群，当外展到最大限度时保持10~15秒。缓慢而有控制地完成动作。重复5~8次。

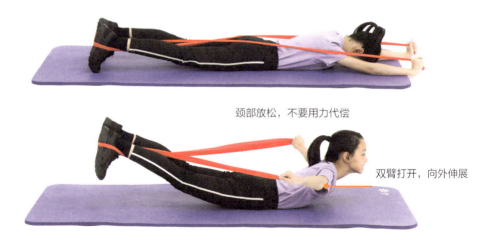

颈部放松，不要用力代偿

双臂打开，向外伸展

5.2.4　功能力量强化

针对具有上交叉综合征的青少年来说，对弱化肌群肌力的提升及强化是本阶段纠正方案的主要目的。采用弹力带、哑铃等功能性力量训练小工具，可有效帮助发展颈、肩、背部的肌肉力量和稳定性，同时增加不稳定平面来促进核心区域的参与，全面发展相邻上肢肌群的姿势控制力。

■ 弹力带胸椎旋转

A.站姿胸椎旋转

站立姿势，双手抱住头部，俯身稍屈髋屈膝，保持上身前倾的稳定姿势，背部平直。保持骨盆稳定，以胸椎为轴，躯干与头部向左旋转，在感受到限制的地方停顿5～10秒，自然呼吸。回到起始姿势，一侧做完再做另一侧。髋关节注意不要发生旋转，保持正面朝前。重复5～10次。

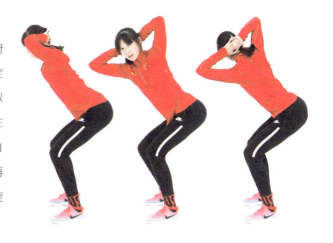

B.跪撑胸椎旋转

跪撑姿势。右手支撑垫面，左手扶头，背部平直。保持骨盆稳定，吸气，以胸椎为轴，上身右转，直至左臂肘关节垂直于垫面，然后呼气，上身及头部向左上方旋转，眼睛随肘关节看向天花板，尽可能地打开胸部并收缩左侧肩胛骨，并用力伸直右侧手臂。在动作到达极限的地方停顿5～10秒，回到起始姿势，一侧做完再做另外一侧。注意髋关节不要发生旋转，保持正对垫面。重复5～10次。

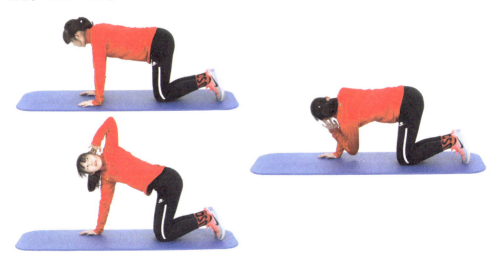

C.单腿跪撑胸椎旋转

跪撑姿势，右手支撑垫面，右腿伸直抬起。左手放在头后，背部平直。保持骨盆稳定，吸气，以胸椎为轴，上身右转，直至左臂肘关节垂直于垫面，然后呼气，上身及头部向左上方旋转，眼睛随肘关节看向天花板，右腿在身后保持稳定，躯干核心肌群收缩。在感受到限制的地方停顿5～10秒，回到起始姿势，一侧做完再做另外一侧。全过程缓慢而有控制，保持平衡。重复5～10次。

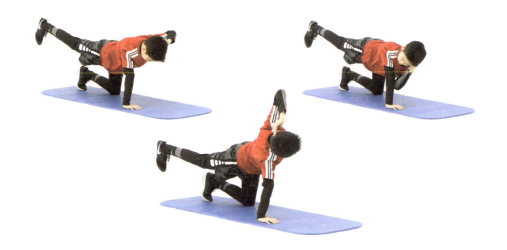

■ 瑜伽球背部伸展

A.瑜伽球哑铃背伸

俯卧在瑜伽球上，双脚支撑垫面，双臂过头伸直，手握两个哑铃。向上伸直背部，抬起躯干，双臂保持伸直。收缩背部及腰部肌群，在动作到达极限的地方停顿10～15秒，重复5～10次。全过程缓慢而有控制，保持平衡。

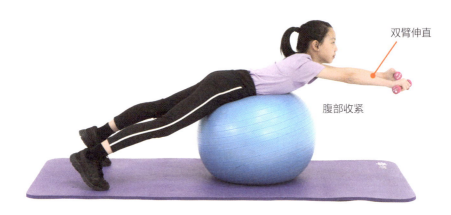

双臂伸直

腹部收紧

B.瑜伽球哑铃飞鸟

俯卧在瑜伽球上，双腿支撑地面，双手放在身体两侧，手握两个哑铃。核心肌群保持稳定，双臂先水平向前伸展再向两侧伸展，平视地面。用力收缩肩胛骨，在动作到达极限的地方停顿10～15秒，重复5～10次。全过程缓慢而有控制，保持平衡。

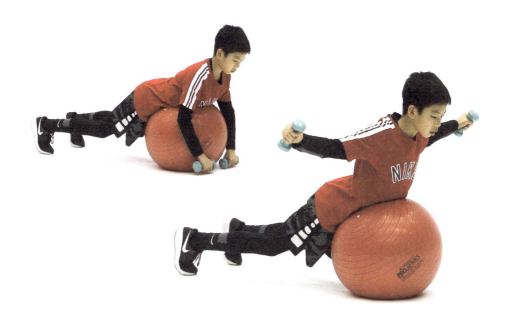

C.瑜伽球哑铃蛙泳

仰卧在瑜伽球上，双腿支撑地面，双手握哑铃，双臂在胸前交叉。双臂先做蛙泳伸臂动作，尽可能向头部上方伸展，头向后仰。接着，双臂向身体两侧打开，最后向上还原至并拢状态。注意在每个关节活动范围上，动作幅度达到最大拉伸限度。全程缓慢而有控制，保持平衡。重复5～10次。刚开始练习时请让家长或小伙伴在一旁帮扶，在熟练掌握动作之后，独立完成动作。用两个哑铃练习之前，可先进行徒手动作。

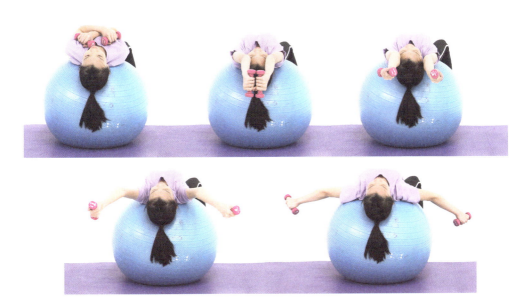

■ 农夫行走

A.双手哑铃垂体

站立姿势，双腿分开与肩同宽，左右手各拿一个哑铃，置于体侧，目视前方。肩部下沉，收下巴，回收颈部，肩胛骨内收，挺胸收腹，核心部位收紧，脊柱向上拉伸。双手握哑铃向前缓慢行走，脚尖与膝盖朝前，保持上身姿势不变。哑铃的重量会帮助肩部下沉，使重心一直落在双腿之间，前进5～10米。重复2～3次。

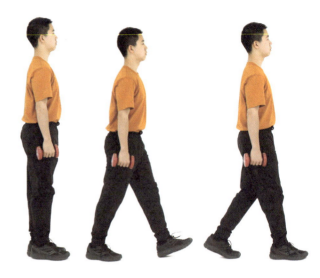

B.单手壶铃架肩

站立姿势，双腿分开与肩同宽，地面上放置一个壶铃，目视前方。屈膝下蹲，右手抓住壶铃并屈肘举于右肩外侧，保持肩部下沉，收下巴，回收颈部，肩胛骨内收，挺胸收腹。单手持壶铃向前缓慢行走，脚尖与膝盖朝前。注意调整体态来控制单侧壶铃带来的不对称重力，使重心一直落在双腿之间，前进5～10米。回到起始姿势，一侧做完再做另一侧，重复2～3次。

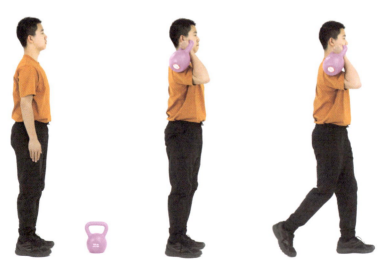

C.单手壶铃肘举

站立姿势，双腿分开与肩同宽，地面上放置一个壶铃，目视前方。屈膝下蹲，右手抓住壶铃并屈肘举于头部右侧，保持肩部下沉，收下巴，回收颈部，肩胛骨内收，挺胸收腹。单手持壶铃向前缓慢行走，脚尖与膝盖朝前。注意调整体态来控制单侧壶铃带来的不对称重力，使重心一直落在双腿之间，前进5~10米。回到起始姿势，一侧做完再做另一侧，重复2~3次。

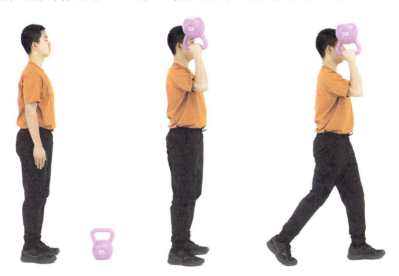

D.单手壶铃上举

站立姿势，双腿分开与肩同宽，地面上放置一个壶铃，目视前方。屈膝下蹲，右手抓住壶铃并屈肘举于右臂外侧，然后高举过头，保持肩部下沉，收下巴，回收颈部，肩胛骨内收，挺胸收腹。单手持壶铃向前缓慢行走，脚尖与膝盖朝前。注意调整体态来控制单侧壶铃带来的不对称重力，尤其注意肩部的稳定性，使重心一直落在双腿之间，前进5~10米。回到起始姿势，一侧做完再做另一侧，重复2~3次。

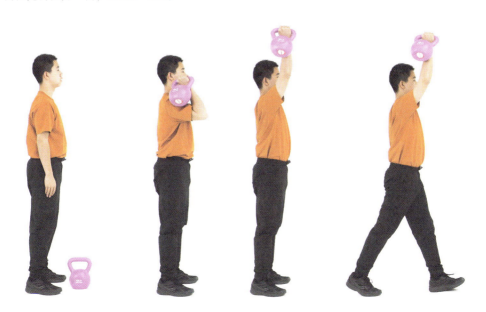

表5.2提供了4个为期4周的圆肩驼背（上交叉综合征）的运动纠正方案示例。

表5.2 圆肩驼背（上交叉综合征）的运动纠正方案示例

时间	方案一	方案二	方案三	方案四
第1周	**自我筋膜放松：** ① 颈部放松 ② 胸肌放松 ③ 肩背部放松	**1. 自我筋膜放松：** ① 颈部放松 ② 胸肌放松 ③ 肩背部放松 **2. 纠正性拉伸：** ① 颈部拉伸 ② 胸椎伸展	**1. 自我筋膜放松：** ① 颈部放松 ② 胸肌放松 ③ 肩背部放松 **2. 纠正性拉伸：** ① 颈部拉伸 ② 胸椎伸展 **3. 主动灵活性：** 颈部滑行动作	**1. 自我筋膜放松：** ① 颈部放松 ② 胸肌放松 ③ 肩背部放松 **2. 纠正性拉伸：** ① 颈部拉伸 ② 胸椎伸展 **3. 主动灵活性：** 颈部滑行动作 **4. 功能力量强化：** 弹力带胸椎旋转
第2周	**纠正性拉伸：** ① 颈部拉伸 ② 胸椎伸展 ③ 肩胛胸廓伸展	**1. 自我筋膜放松：** ① 胸肌放松 ② 肩背部放松 **2. 纠正性拉伸：** ① 颈部拉伸 ② 胸椎伸展 ③ 肩胛胸廓伸展	**1. 自我筋膜放松：** ① 胸肌放松 ② 肩背部放松 **2. 主动灵活性：** ① 颈部滑行动作 ② 弹力带肩带训练 **3. 功能力量强化：** ① 弹力带胸椎旋转 ② 瑜伽球背部伸展	**1. 自我筋膜放松：** ① 胸肌放松 ② 肩背部放松 **2. 纠正性拉伸：** ① 颈部拉伸 ② 胸椎伸展 **3. 主动灵活性：** ① 翻书动作 ② 弹力带肩带训练 **4. 功能力量强化：** 瑜伽球背部伸展
第3周	**主动灵活性：** ① 颈部滑行动作 ② 翻书动作 ③ 弹力带肩带训练	**1. 主动灵活性：** ① 颈部滑行动作 ② 翻书动作 ③ 弹力带肩带训练 **2. 功能力量强化：** ① 弹力带胸椎旋转 ② 瑜伽球背部伸展	**1. 纠正性拉伸：** ① 颈部拉伸 ② 胸椎伸展 ③ 肩胛胸廓伸展 **2. 主动灵活性：** ① 颈部滑行动作 ② 翻书动作 **3. 功能力量强化：** ① 瑜伽球背部伸展 ② 农夫行走	**1. 自我筋膜放松：** 肩背部放松 **2. 纠正性拉伸：** ① 胸椎伸展 ② 肩胛胸廓伸展 **3. 主动灵活性：** ① 翻书动作 ② 弹力带肩带训练 **4. 功能力量强化：** 农夫行走

时间	方案一	方案二	方案三	方案四
第4周	**功能力量强化：** ① 弹力带胸椎旋转 ② 瑜伽球背部伸展 ③ 农夫行走	**1. 主动灵活性：** ① 翻书动作 ② 弹力带肩带训练 **2. 功能力量强化：** ① 弹力带胸椎旋转 ② 瑜伽球背部伸展 ③ 农夫行走	**1. 纠正性拉伸：** ① 胸椎伸展 ② 肩胛胸廓伸展 **2. 主动灵活性：** ① 颈部滑行动作 ② 弹力带肩带训练 **3. 功能力量强化：** ① 弹力带胸椎旋转 ② 瑜伽球背部伸展 ③ 农夫行走	**1. 自我筋膜放松：** 肩背部放松 **2. 纠正性拉伸：** ① 胸椎伸展 ② 肩胛胸廓伸展 **3. 主动灵活性：** ① 颈部滑行动作 ② 弹力带肩带训练 **4. 功能力量强化：** ① 弹力带胸椎旋转 ② 瑜伽球背部伸展 ③ 农夫行走

练习者可根据自身情况选择练习方案。可使用零散的时间进行练习。强调动作质量和姿势，采用缓慢而有控制的动作，保持自然呼吸。同伴或家长协助观察或自身面对镜子调整。

5.3 骨盆前倾（下交叉综合征）的运动纠正方案

下交叉综合征在临床上多见于骨盆前倾，并伴随着脊柱前凸、腰椎弯曲幅度过大、腹部凸出、臀部凸出、膝过伸等特征。现代流行的网红"翘臀"，从侧面看呈明显的S形曲线，一度被认为是女性身材的标志，众多花季女孩纷纷追求"翘臀"。但实质上，网红所呈现出来的S型身材大多是刻意扭曲体姿所形成的骨盆前倾。盲目跟风的结果可能是腰椎承受难以支撑的压力，棘突变窄，从而对神经根产生压力，引发腰部连接下肢的放射性疼痛，严重影响学习与生活。

造成骨盆前倾的直接原因是使骨盆前倾的肌肉缩短（屈髋肌、竖脊肌），而使骨盆后倾的肌肉无力（腹部肌群、臀大肌、股后肌群）。因此，针对性运动纠正方案的基本策略是拉伸使骨盆前倾的肌肉，使其变得柔软，恢复内置感受器的敏感性；强化使骨盆后倾的无力的肌肉，使其能够发挥原有的功能，对骨盆起到足够的牵拉作用。此外，找到骨盆的正确位置并学会正确控制体态使骨盆在这一中立位置上保持稳定，是决定训练效果的关键。

下交叉综合征主要松解的部位是竖脊肌、髂腰肌、股直肌、腰方肌、缝匠肌、腓肠肌等肌肉和肌群，涉及腰背部、髋部、大腿部与小腿部。此外，对与之相邻及拮抗肌群的同步松解可以更好地发挥相应关节的功能，帮助协同动作的完成。

■ 腰背部肌群放松

A.泡沫轴竖脊肌放松

仰卧在垫子上，将泡沫轴放置在垫面与背部之间，屈髋屈膝，双脚撑垫。双臂交叉置于胸前，尽量贴紧肩膀。抬起臀部，缓慢移动身体，让泡沫轴从臀部向脊柱顶部滚动。在按压每一节脊柱时稍停顿，并将身体左右旋转，使脊柱双侧肌肉分别受压。在感到特别酸痛的地方停顿10秒。重复2~3次。

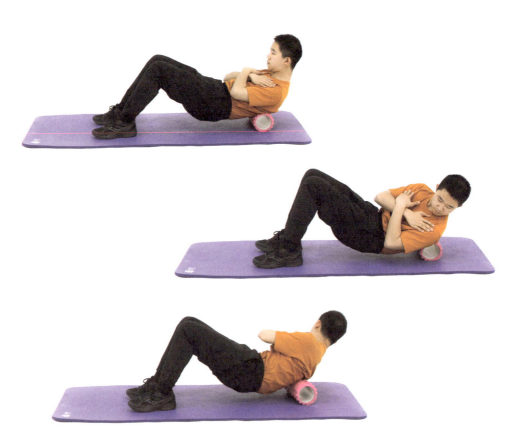

B.按摩球上背部放松（放松方法和步骤详见P46 C.背部肌肉放松）

左侧和右侧各按摩30~60秒为1次，重复2~3次。尤其注重按摩疼痛的一侧。

C.按摩球下腰部放松（放松方法和步骤详见P46 腰部放松）

左侧和右侧各按摩30~60秒为1次，重复2~3次。尤其注重按摩疼痛的一侧。

■ 髋部肌群放松

A.泡沫轴臀肌放松（放松方法和步骤详见P47 A.臀部放松）

左侧和右侧各按摩30~60秒为1次，重复2~3次。尤其注重按摩疼痛的一侧。

B.泡沫轴髋屈肌放松（放松方法和步骤详见P47 B.髋屈肌放松）

左侧和右侧各按摩30~60秒为1次，重复2~3次。尤其注重按摩疼痛的一侧。

C.花生球骨盆肌群放松

仰卧在垫子上，将花生球放置于垫面与骶骨之间，双脚并拢，屈膝，双膝向两侧分开。髋部左右转动，缓慢按压尾椎与骨盆交叉区域，在出现酸痛的地方按摩15~30秒。重复2~3次。

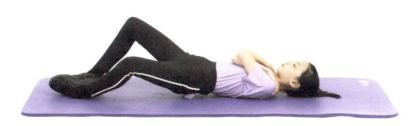

D.按摩球盆底肌放松

坐在一个较矮的跳箱上，将按摩球放置于箱面与肛门外缘之间，一腿屈曲，一腿伸直。缓慢移动身体按压盆底区域，在出现酸痛的地方按摩15~30秒。一侧做完再做另一侧。重复1~2次。

大腿肌群放松

A.按摩球腘绳肌放松

坐在跳箱上，双腿屈膝呈约90°，将按摩球放置在跳箱与大腿之间。双手撑在跳箱上支撑身体，使身体仅大腿部坐在按摩球上。缓慢移动身体，使按摩球从前向后、从左到右滚动，然后画圈按摩。在感到明显酸痛的地方停顿加压15~30秒。一侧做完再做另一侧。重复2~3次。

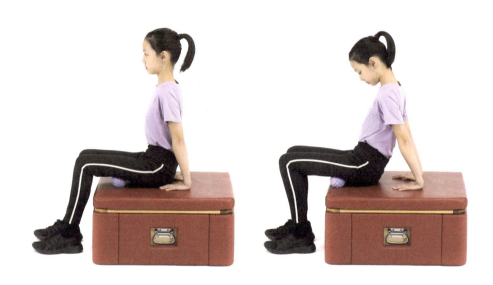

B.按摩球髂腰肌放松

俯卧在垫子上，将按摩球放置在右髋与垫面之间。双手屈肘支撑身体，左侧髋关节与膝关节屈曲，右腿伸直，使身体重心位于身体右侧。缓慢移动身体，使按摩球从前向后、从左向右按摩，然后画圈按摩右侧屈髋肌。在感到明显酸痛的地方重点施压，停顿15~30秒。一侧做完再做另一侧。重复2~3次。

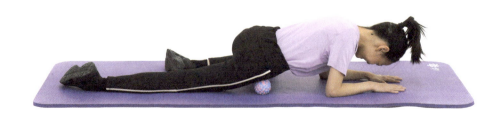

C.泡沫轴大腿前侧肌群放松（放松方法和步骤详见P48 A.股四头肌放松）

左侧和右侧各按摩30~60秒为1次，重复2~3次。尤其注重按摩疼痛的一侧。

D.泡沫轴大腿外侧肌群放松（放松方法和步骤详见P48 B.阔筋膜张肌和髂胫束放松）

左侧和右侧各按摩30~60秒为1次，重复2~3次。尤其注重按摩疼痛的一侧。

E.泡沫轴大腿内侧肌群放松（放松方法和步骤详见P49 D.大腿内收肌群放松）

左侧和右侧各按摩30~60秒为1次，重复2~3次。尤其注重按摩疼痛的一侧。

■ 小腿肌群放松

A.按摩球小腿前侧肌群放松

利用一个箱子或椅子，将右侧的小腿抬放在上面，将按摩球放置在小腿与箱面之间。双手支撑椅子，使身体仅有小腿前侧与按摩球接触。缓慢移动小腿使按摩球从前向后滚动，在感到明显酸痛的地方适当加压并左右稍旋转加深单侧压力，停顿15~30秒。一侧做完再做另一侧。重复2~3次。

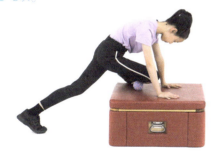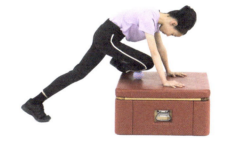

B.按摩球小腿后侧肌群放松

坐在垫子上，双手撑于身后，右腿屈髋屈膝，左腿伸直。将按摩球放置在左腿的小腿与垫面之间，使按摩球在小腿区域从前向后滚动，并在感到酸痛的地方加压滚动15~30秒。可以抬高臀部或将屈曲的腿伸直叠放在按摩腿上以加大按摩力度。一侧做完再做另一侧，重复2~3次。

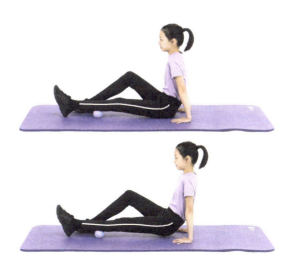

5.3.2 纠正性拉伸

下交叉综合征主要拉伸的部位是已在自我筋膜放松中被松解的竖脊肌及屈髋肌群，同时对相邻肌群及拮抗肌群也进行拉伸，帮助恢复肌纤维弹性及初长度，为后期重新获得动态主动灵活性打下坚实基础。

■ 腰背部拉伸

A.猫式伸展

跪式支撑在垫子上，双手位于双肩正下方，双膝位于双侧髋关节正下方，背部平直。吸气，背部尽量向上凸出，低头含胸，保持10~15秒。呼气，背部尽量下向凹陷，头部上抬后仰，保持10~15秒。重复5~8次。

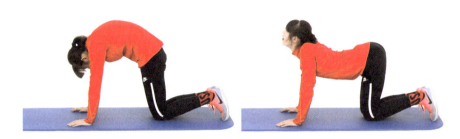

B.仰卧压杆

仰卧在垫子上，双腿屈髋屈膝支撑垫面，双手水平打开放置，整个上身贴紧垫面。将一根长杆放置在下腰部与垫面之间，收缩腹肌，背部尽量压向长杆，在最大动作限度的时候保持15~30秒。自然地呼吸，不要刻意憋气。重复5~8次。

C.坐姿体前屈

坐在椅子的前沿，上身直立，大腿约与地面平行，脚踩在地面上。缓慢而有控制地屈髋弯腰俯身，直至双手触脚，低头放松。充分伸展腰背部肌群，放松身体，让腰椎自然地凸起。保持15~30秒。重复5~8次。

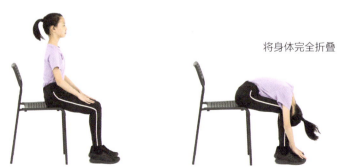

将身体完全折叠

髋部拉伸

A.弓步髂腰肌拉伸

向前跨一大步呈右弓步动作，背部保持平直。重心下降，右手自然放在右腿膝关节上，左手臂向上伸展做内旋动作，身体逐渐向右倾斜，直至感受到左腿髋屈肌的牵拉感。保持15~30秒。回到起始姿势，一侧做完再做另一侧。重复5~8次。

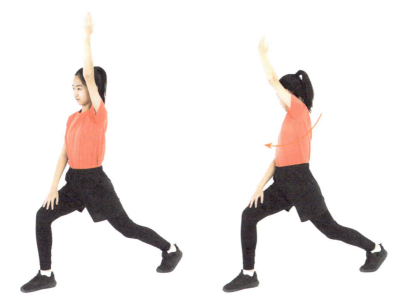

B.单腿上抬梨状肌拉伸

将一侧大腿和小腿外侧放在箱子或椅子上，膝关节完全弯曲，该侧脚与膝关节在同一水平面上，同时保持双手在髋部左右支撑上体。身体缓慢向前倾，使梨状肌感受到明显牵拉感，前倾3次，分别保持15、30、60秒。回到起始姿势，一侧做完再做另一侧。

不要弓背

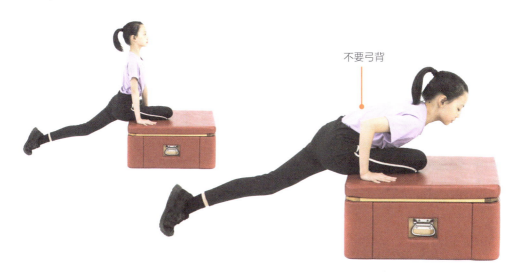

C.坐姿腰方肌拉伸

坐在垫子上，双腿伸直分开，背部平直，双手放在大腿前方。然后左手放在右侧腰间，右臂伸直高举过头，掌心朝左。由右手臂带动，上身缓慢地向左侧侧屈，尽量向左侧倒，控制身体不要朝前或朝后倾斜。在感觉到有明显牵拉感的地方停顿15~30秒。回到起始姿势，一侧做完再做另一侧。重复3~5次。

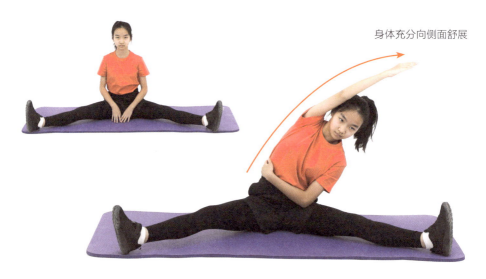

身体充分向侧面舒展

■ 大腿拉伸

A.侧卧股四头肌拉伸

侧卧在垫子上，双腿屈膝，接触地面（或垫面）的手臂伸直，高举过头顶。另一只手臂后放于体侧，抓住上方腿的脚踝，进一步弯曲膝关节，尽量将脚跟拉近臀部。保持背部平直，腰部后缩。在感受到明显拉伸极限的地方停顿15~30秒。回到起始姿势，一侧做完再做另外一侧。重复3~5次。

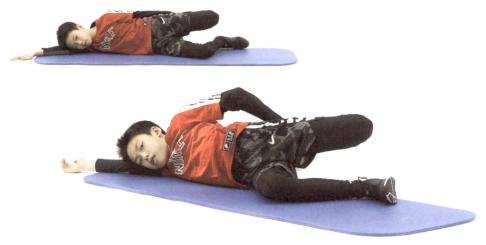

B.弹力带腘绳肌拉伸

　　仰卧在垫子上，双腿伸直并拢，脚尖勾起。将弹力带中部绕过左脚脚底，双手抓住弹力带两端，置于胸前。双手用力拉弹力带直至左腿垂直于垫面，保持左膝关节伸直。右腿保持伸直，尽量不离开垫面。在感觉到明显拉伸极限的地方停顿15~30秒。回到起始姿势，一侧做完再做另一侧。重复3~5次。

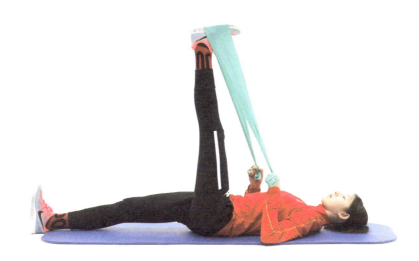

C.盘腿大腿内收肌拉伸

　　盘腿坐在垫子上，双脚可脚掌相对或交叉盘坐，脚跟尽量贴近臀部，上身保持背部平直。双手握脚踝，目视前方，缓慢向前弯曲身体，在感觉到大腿内收肌有明显牵拉感的时候停顿15~30秒。重复3~5次。

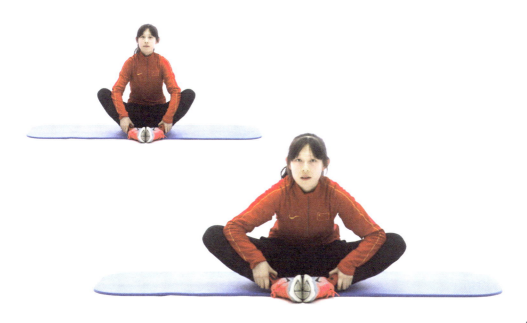

■ 小腿拉伸

A.坐姿小腿前侧拉伸

跪坐在垫子上，将两侧小腿和脚背平压在垫面上，双手放在大腿上。然后，将双手放置于身体后方，支撑垫面，身体逐渐向后倾斜，并加大拉伸幅度，使臀部坐在脚跟上。在感到明显拉伸极限的时候停顿15~30秒。重复3~5次。

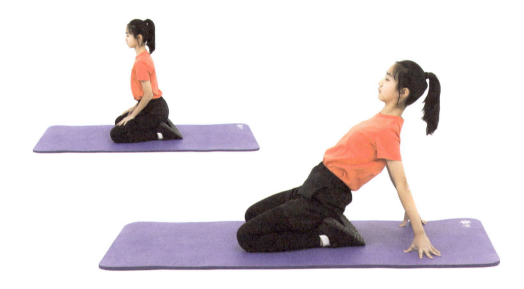

B.弹力带小腿后侧拉伸

坐在垫子上，将弹力带的中部固定在左侧脚下，弹力带两端用双手抓住，右腿放松伸直。双手用力向身体方向拉弹力带，同时左脚主动背屈，脚尖尽量靠近身体。在感受到明显牵拉感的时候停顿15~30秒。回到起始姿势，一侧做完再做另一侧。重复3~5次。

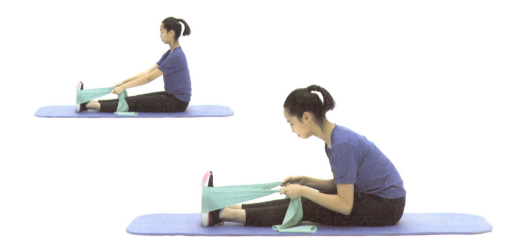

5.3.3 主动灵活性

下交叉综合征的主动灵活性练习的要点是进一步强化被拉伸肌群的主动灵活性，在不稳定的环境中进行多关节的整合性运动来挑战动态状态下的关节灵活性以及相邻肌群的稳定性，尤其强化骨盆的本体感受以建立正确位置的控制能力。

■ **腰背部灵活性**

A.瑜伽球平板屈膝

小腿放在瑜伽球上，双手撑垫呈俯卧撑姿势。肩部、背部、臀部、腿部呈一条直线。脚背保持与瑜伽球接触，双腿屈膝，大腿尽量向胸部贴近，直至双脚脚尖触及瑜伽球顶部。保持5秒。注意运动过程中保持双肘微屈。重复3~6次。

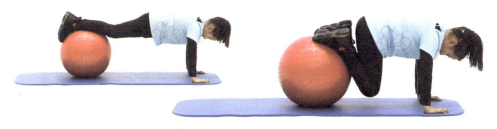

B.四肢行走

站立姿势，双手自然放松垂于体侧，双脚与肩同宽。屈髋弯腰，双手撑地，双腿伸直。双手向身体前方爬行，同时保持双腿伸直状态。双手爬至即将无法支撑住身体。髋部向下压，抬起臀部，双脚走向双手，直至双腿达到伸直状态。这个动作锻炼了整个身体后链的灵活性。重复3~6次。

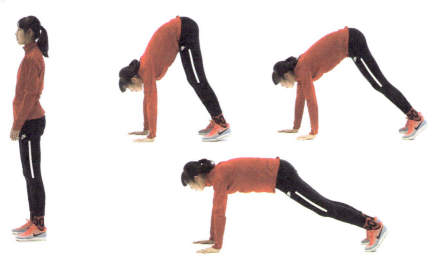

C.站立屈体

站立姿势，双臂伸直，双手在头上并拢，收腹挺胸，身体呈一条直线。缓慢屈髋俯身，双手触地，背部尽量平直，保持5~15秒，回到起始姿势。身体缓慢后仰，髋部向前顶，脊柱伸展，头后仰，双臂并拢，在感受到拉伸极限的地方保持5~15秒，回到起始姿势。接着，缓慢向身体一侧侧屈，头部略旋转，看向上面的手臂，在感受到拉伸极限的地方保持5~15秒，回到起始姿势。最后，向身体的另一侧侧屈。重复3~6次。

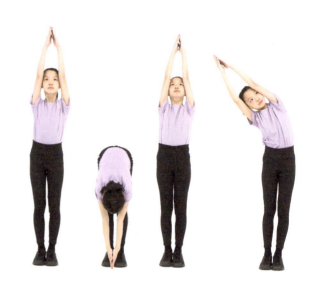

■ 髋部灵活性

A.骨盆复位

仰卧在垫子上，抬高腿，屈膝。双手对双膝分别施加方向不同的力，右手抓右大腿后侧将右膝向下压，左手扶左大腿前侧将左膝向上推。同时，双膝肌肉等长收缩分别对抗这对方向相反的力。对抗用力保持5~15秒。回到起始姿势，一侧做完再做另一侧。重复3~6次。

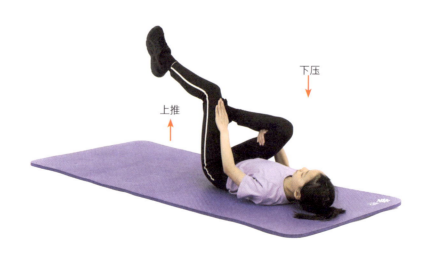

下压

上推

B.瑜伽球骨盆灵活性

坐在瑜伽球上，双脚着地，双手叉腰，保持背部平直。移动骨盆，感受瑜伽球跟随骨盆移动。首先，从前向后移动骨盆，再从后往前移动骨盆，重复3~6次。接着，从左往右移动骨盆，再从右往左移动骨盆，重复3~6次。然后，骨盆向右做圆圈运动，重复3~6次。最后，骨盆向左做圆圈运动，重复3~6次。注意在动作过程中，上身尽量保持直立，双脚踩在地面上。

C.泡沫轴骨盆控制

接近墙站立，适当屈膝屈髋，将一个泡沫轴放置在尾椎与墙壁之间。双手叉腰，上身保持正直，腹部内收。缓慢后倾骨盆，打开胸部，背部挺直，将泡沫轴沿墙壁向上推动，保持5~10秒。缓慢前倾骨盆，保持头部中立，适当含胸，上背部适当弯曲，使泡沫轴沿墙壁向下移动，保持5~10秒。重复3~6次。

■ 大腿灵活性

A.燕式平衡

身体直立，双手侧平举，手掌半握，拇指朝上。身体缓慢屈髋俯身下降，右腿伸直与身体呈一条直线向后上方抬起，直到右腿和躯干约与地面平行。左侧臀部收紧，在感到明显牵拉感的时候停顿5~10秒。回到起始姿势，一侧做完再做另一侧。重复3~6次。

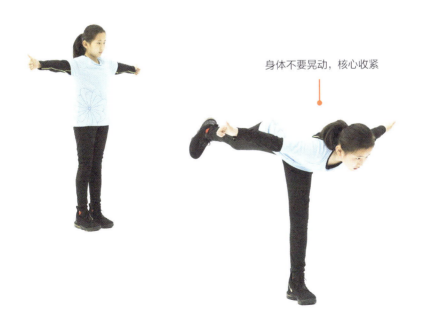

身体不要晃动，核心收紧

B.最伟大拉伸

站立姿势，双腿分开与肩同宽，双臂垂于体侧。右脚向前跨步呈弓箭步，且大腿约与地面平行，左侧臀部收紧。俯身，左手支撑地面，右肘抵在右脚的内侧，保持牵拉姿势3~5秒。右手从右脚内侧向上打开，眼睛看手指方向，双臂呈一条直线，保持3~5秒。双手撑地，右脚从屈曲状态伸直，脚跟支撑，脚尖勾起，保持3~5秒。回到起始姿势。一侧做完再做另一侧。重复3~6次。

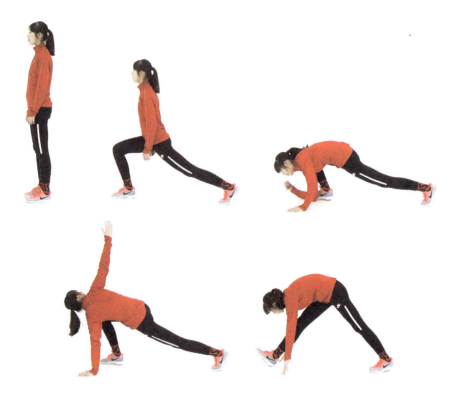

C.相扑式深蹲

站立姿势，双腿分开的距离大于肩宽，双臂垂于体侧，保持背部平直。全蹲，臀部靠近地面，双手自然下垂触碰地面，胸部向上挺直保持3~5秒。重复3~6次。

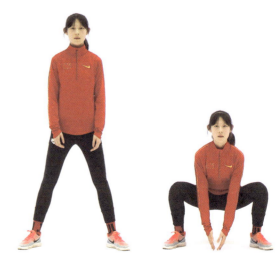

■ 小腿灵活性

A.足跟摇椅式

双手叉腰站立，身体保持直立。躯干前倾，身体重心向后移至脚跟，脚尖抬起，保持3~5秒。然后躯干向后倾斜，从脚跟撑地过渡到脚尖撑地，保持3~5秒。重复3~6次。

全程保持身体稳定

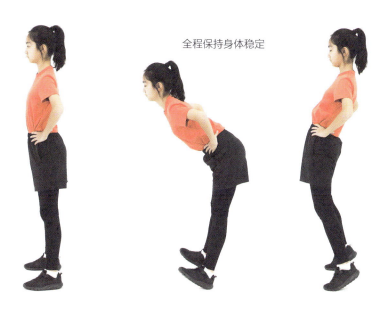

B.下犬式

俯撑在垫子上，双臂双腿伸直，双手双脚支撑身体。臀部抬高，将上身尽量往垫面下压，腹部内收，低头压肩。臀部收紧，膝盖尽量保持伸直。在感受到明显牵拉感的时候保持5~15秒。重复3~6次。

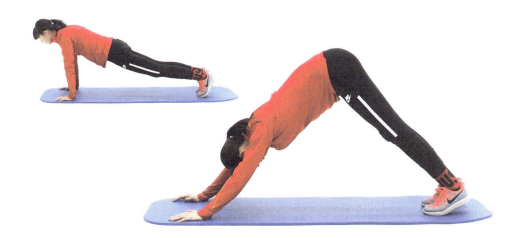

下交叉综合征需要强化的主要部位是腹部肌群、臀肌、大腿肌群及小腿肌群。其中，重点强化主管骨盆稳定的肌群非常重要。骨盆的稳定度将决定上方腰椎的排列和下肢的用力方式。肌肉会对环境做出回应，并受到意识的控制。通过引导与练习，尽力养成保持正确骨盆位置的习惯，提升骨盆前后运动的掌控力。

■ 核心肌群强化

A. 瑜伽球屈膝伸展

俯卧在瑜伽球上，双手支撑垫面，髋关节弯曲，直至大腿抵住球面。膝关节屈曲，双脚抬离地面。然后脚跟勾起向后蹬，使膝关节和髋关节完全伸展，腿部完全蹬直，保持3~5秒。重复5~8次。

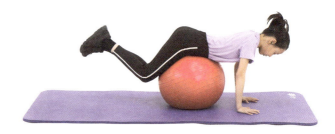

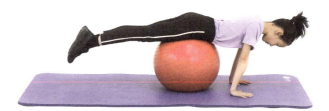

B. 瑜伽球哑铃卷腹

仰卧姿，背部贴在瑜伽球上，屈双膝，双脚支撑垫面，臀部与肩部贴紧瑜伽球，腹肌有轻微的牵拉感。双手抓住一个哑铃的两端向前伸直。然后腹肌收紧，躯干弯曲，保持3~5秒。重复5~8次。

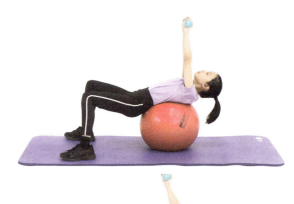

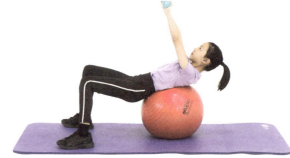

C.瑜伽球哑铃转体

背部仰卧在瑜伽球上，屈双膝，双脚支撑垫面。双手握住一只哑铃的两端，双臂向上伸展。背部贴紧瑜伽球。腹肌收紧，保持髋部位置不动，上身左转，直至双臂平行于地面。保持3~5秒，缓慢回到起始姿势。再上身右转，直至双臂平行于地面，保持3~5秒。注意大腿约与垫面平行。重复5~8次。

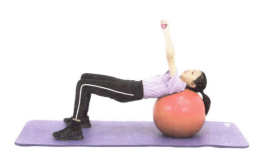

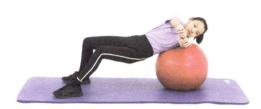
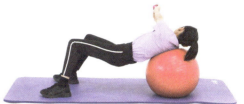

■ 臀肌强化

A.壶铃甩摆

站立姿势，双手持壶铃。然后屈髋屈膝，从双腿之间尽量向后摆动壶铃，同时臀肌发力用力伸髋，将壶铃以最大弧度向前甩动。甩摆的力量全部来自臀肌及身体后链。壶铃下降时吸气，向前上方甩摆时呼气。重复5~8次。

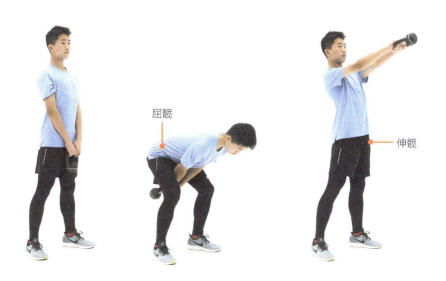

屈髋

伸髋

B.弹力带半蹲行走

将迷你弹力带缠绕在大腿靠近膝关节处。双脚分开与肩同宽，双臂微屈，背部挺直，腹肌收紧。保持半蹲姿势，左腿向左侧迈出半步，右腿跟随迈出半步。重复5~8次。始终保持膝关节和脚尖朝前，弹力带处于拉紧状态。然后，右腿向右侧迈出半步，左腿跟随迈出半步，重复5~8次。

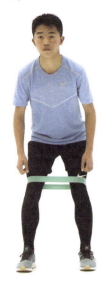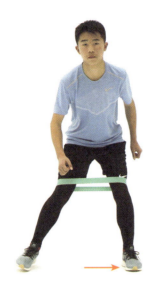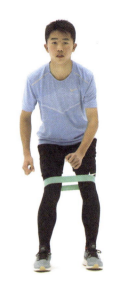

C.壶铃单腿硬拉

双腿一前一后站立，身体保持正直，将壶铃置于身前。身体前倾，右手抓住身前壶铃，同时右侧髋关节伸展，向后抬右腿，右膝关节完全伸展，左腿支撑身体保持稳定。躯干向前屈曲和抬右腿要保持同步，并且躯干和右腿始终处于一条直线上。回到起始姿势，一侧做完再做另一侧。重复5~8次。

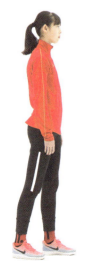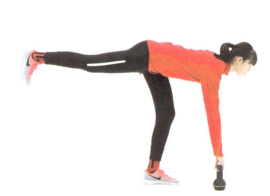

■ 大腿肌群强化

A.瑜伽球单腿下蹲

单腿站立，双手叉腰，将后侧腿脚背放在瑜伽球上，目视前方，脊柱挺直。前侧腿屈髋屈膝缓慢下蹲，膝盖和脚尖朝前，瑜伽球会略微向前滚动。身体不要产生横向或旋转动作。在大腿与地面接近平行的时候停顿3~5秒，用力起身回到起始姿势，一侧做完再做另一侧。重复5~8次。

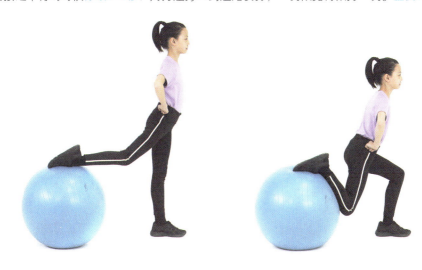

B.壶铃跪立起身

站立姿势，双腿分开与肩同宽，双手在胸前握住一只壶铃，背部尽量挺直。膝关节屈曲，一侧膝关节缓慢落垫，然后另一侧膝关节跟随缓慢落垫。臀部向后坐在脚跟上，脚跟勾起支撑垫面。接下来，向上挺起髋部，呈跪立姿势。抬起一侧膝关节，接着抬起另一侧膝关节，站起来，最后回到起始姿势。交换两腿动作的先后顺序进行同样的动作，重复5~8次。

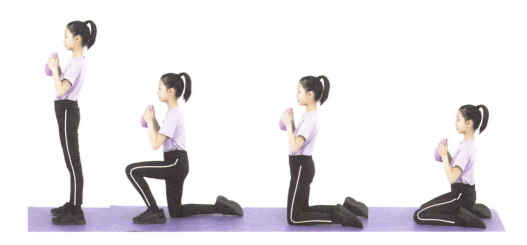

C.哑铃侧向弓步蹲

站立姿势，双手握住哑铃，手臂自然下垂于体前。保持右腿伸直，左腿屈髋屈膝下蹲，直至左侧大腿约与地面平行，保持3~5秒。然后用力蹬直左侧大腿，左侧臀肌收缩，右腿屈髋屈膝下蹲，直至右侧大腿约与地面平行，保持3~5秒。重复5~8次。

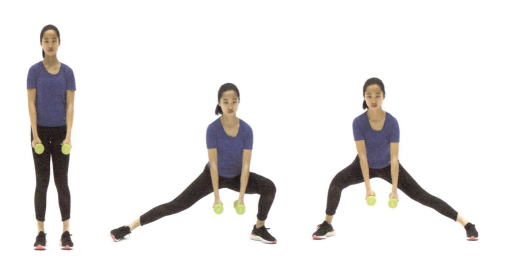

■ 小腿肌群强化

A.弹力带背屈和跖屈

坐在椅子上，用一侧脚底蹬住固定在手上的弹力带，让弹力带产生一定的拉力。踝关节背屈，脚尖勾起，尽量靠近身体，在达到最大动作限度时保持3~5秒。一侧做完再做另一侧。重复5~8次。接下来，将弹力带缠绕在一侧的前脚掌上，弹力带的另一端固定在身体前方的固定物上，踝关节跖屈，脚尖向下压，尽量远离身体，在达到最大动作限度时保持3~5秒。一侧做完再做另一侧。重复5~8次。

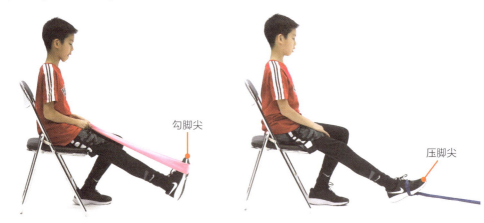

勾脚尖

压脚尖

B.台阶踮脚

前脚掌站立在台阶上，脚跟悬空在外，身体直立，双眼平视前方。首先放松小腿，让脚跟向地面靠近，然后脚跟尽量向上抬，在最大上抬位置保持3~5秒。重复5~8次。

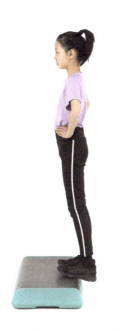
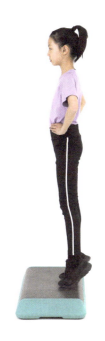

表5.3提供了4个为期4周的骨盆前倾（下交叉综合征）的运动纠正方案示例。

表5.3 骨盆前倾（下交叉综合征）的运动纠正方案示例

时间	方案一	方案二	方案三	方案四
第1周	**自我筋膜放松：** ① 腰背部肌群放松 ② 髋部肌群放松 ③ 大腿肌群放松 ④ 小腿肌群放松	**1. 自我筋膜放松：** ① 腰背部肌群放松 ② 大腿肌群放松 **2. 纠正性拉伸：** ① 髋部拉伸 ② 小腿拉伸	**1. 自我筋膜放松：** ① 腰背部肌群放松 ② 髋部肌群放松 ③ 大腿肌群放松 **2. 纠正性拉伸：** ① 腰背部拉伸 ② 髋部拉伸 **3. 主动灵活性：** 腰背部灵活性	**1. 自我筋膜放松：** ① 腰背部肌群放松 ② 髋部肌群放松 ③ 大腿肌群放松 ④ 小腿肌群放松 **2. 纠正性拉伸：** ① 腰背部拉伸 ② 髋部拉伸 ③ 大腿拉伸 **3. 主动灵活性：** ① 腰背部灵活性 ② 髋部灵活性 **4. 功能力量强化：** 核心肌群强化

时间	方案一	方案二	方案三	方案四
第2周	纠正性拉伸： ① 腰背部拉伸 ② 髋部拉伸 ③ 大腿拉伸 ④ 小腿拉伸	1. 自我筋膜放松： ① 髋部肌群放松 ② 小腿肌群放松 2. 纠正性拉伸： ① 腰背部拉伸 ② 大腿拉伸	1. 自我筋膜放松： ① 髋部肌群放松 ② 大腿肌群放松 ③ 小腿肌群放松 2. 主动灵活性： ① 腰背部灵活性 ② 大腿灵活性 3. 功能力量强化： ① 核心肌群强化 ② 臀肌强化	1. 自我筋膜放松： ① 髋部肌群放松 ② 大腿肌群放松 ③ 小腿肌群放松 2. 纠正性拉伸： ① 腰背部拉伸 ② 髋部拉伸 ③ 大腿拉伸 3. 主动灵活性： ① 髋部灵活性 ② 大腿灵活性 4. 功能力量强化： 臀肌强化
第3周	主动灵活性： ① 腰背部灵活性 ② 髋部灵活性 ③ 大腿灵活性 ④ 小腿灵活性	1. 主动灵活性： ① 腰背部灵活性 ② 髋部灵活性 ③ 大腿灵活性 2. 功能力量强化： ① 核心肌群强化 ② 大腿肌群强化	1. 纠正性拉伸： ① 髋部拉伸 ② 大腿拉伸 ③ 小腿拉伸 2. 主动灵活性： ① 髋部灵活性 ② 大腿灵活性 3. 功能力量强化： ① 臀肌强化 ② 大腿肌群强化	1. 自我筋膜放松： ① 大腿肌群放松 ② 小腿肌群放松 2. 纠正性拉伸： ① 大腿拉伸 ② 小腿拉伸 3. 主动灵活性： ① 髋部灵活性 ② 大腿灵活性 ③ 小腿灵活性 4. 功能力量强化： ① 大腿肌群强化 ② 小腿肌群强化

第 5 章 异常体姿的运动纠正方案

时间	方案一	方案二	方案三	方案四
第 4 周	**功能力量强化:** ① 核心肌群强化 ② 臀肌强化 ③ 大腿肌群强化 ④ 小腿肌群强化	**1. 主动灵活性:** ① 腰背部灵活性 ② 髋部灵活性 ③ 小腿灵活性 **2. 功能力量强化:** ① 臀肌强化 ② 小腿肌群强化	**1. 纠正性拉伸:** ① 髋部拉伸 ② 大腿拉伸 **2. 主动灵活性:** ① 髋部灵活性 ② 小腿灵活性 **3. 功能力量强化:** ① 大腿肌群强化 ② 小腿肌群强化	**1. 自我筋膜放松:** 腰背部肌群放松 **2. 纠正性拉伸:** ① 髋部拉伸 ② 大腿拉伸 **3. 主动灵活性:** ① 腰背部灵活性 ② 髋部灵活性 ③ 大腿灵活性 ④ 小腿灵活性 **4. 功能力量强化:** ① 核心肌群强化 ② 臀肌强化 ③ 大腿肌群强化 ④ 小腿肌群强化

练习者可根据自身情况选择练习方案,可使用零散的时间进行练习。强调动作质量和姿势,采用缓慢而有控制的动作,保持自然呼吸。同伴或家长协助观察或自身面对镜子调整。

5.4 呼吸模式的调整与训练

呼吸是我们人体内部自动运行的基本程序。我们平均每天呼吸约20 000次。大多数情况下,呼吸都是自然而然发生的。然而很多人并不知道,呼吸也是可以自主调整和控制的。更重要的是,不同的呼吸方法会与身体的整体功能相互影响。

在身体处于最为放松的状态时,我们较常采用的是腹式呼吸。呼吸时用鼻子缓慢地吸气,让气体充盈腹部,然后缓慢地呼气。吸气时膈肌向下运动,腹内器官被向下推,腹部压力增强。这种呼吸方法可以增强副交感神经的功能,有助于放松身心,并且所需的能量最少。

然而,当感受到压力或疲惫时,我们会不自觉地使用胸部和肋骨进行呼吸,也称胸式呼吸。这是人体应对压力时的自然保护反应,以保持呼吸频率。胸式呼吸时,肩膀会向前倾，胸部收缩，背部拱起。事实上，如果只是偶尔出现身体的这些反应，是十分正常的。但是，如果过于频繁或长时间使用胸式呼吸，让身体处于这种姿势，就会导致肌肉代偿，出现肌肉失衡、僵硬及无力等问题，引发不良身体姿势。

还有些人会单独利用锁骨或胸部进行呼吸，这样对肩部的使用更多。三角肌、背阔肌和靠近上背部的颈部肌肉（胸锁乳突肌、斜角肌和上斜方肌）的过度使用和极度紧张会使呼吸问题恶化，并造成颈部僵硬、肩部灵活性与稳定性减弱，肌肉痉挛和抽筋的可能性增加，肋骨、背部和胸部更加紧张，从而严重影响身体姿势和动作。久坐、焦虑、高强度或不适当的运动都会加剧这种情况。

学会正确的呼吸方法，并重新获得对呼吸的控制有着非常重要的作用。一方面，短促及较浅的呼吸方法会使身体无法充分吸收氧气，导致异常体姿，呼吸肌的循环恶化，使呼吸系统的功能受损。另一方面，呼吸运动是提升身体感知的基础条件，而身体感知是改善任何姿势、运动的根基。只有掌握了正确的呼吸方式，纠正性运动方案才能有效实施，不良体姿问题才能从根本上得以解决。

5.4.1 仰卧腹式呼吸

仰卧在垫子上，双腿屈髋屈膝，双脚支撑垫面，双手放在下腹部或身体两侧。用鼻子吸气后，屏住呼吸，保持胸部完全不动，让所有的气流都直接进入腹部，腹部膨胀上顶。用嘴呼气，收紧腹部，让腹部尽量贴近脊柱，激活腹横肌。吸气和呼气都应缓慢而深长。重复5~8次。

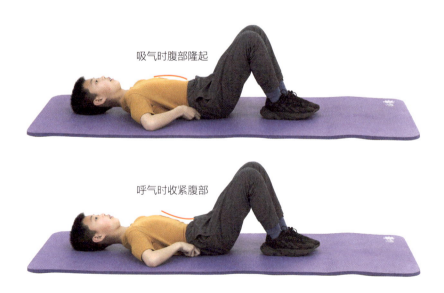

吸气时腹部隆起

呼气时收紧腹部

5.4.2 弹力带靠墙举腿腹式呼吸

仰卧在垫子上，双腿靠着墙向上伸直，臀部尽量紧贴墙壁，脚尖勾起，脚跟抵住墙面。将弹力带的一端绕过大腿后侧靠近腿根处，另一端用双手抓住，两手高举过头，向上伸展，拉紧弹力带。吸气时，腹部缓慢上顶。呼气时，腹部向下紧贴垫面。这个动作可以帮助稳定头部，降低颈部肌肉的压力，并提高肩部稳定性，让膈肌更加自由地移动。

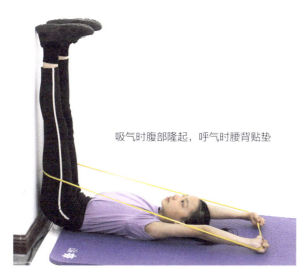

吸气时腹部隆起，呼气时腰背贴垫

5.4.3 下犬式腹式呼吸

双手双脚着垫，臀部尽量抬高，两手臂压向垫面，膝关节和肘关节尽量伸展，头部与躯干保持在一条直线上，背部保持平直。在这个姿势下，缓慢而深长地呼吸，做腹式呼吸运动。这个动作可以有效抑制斜角肌，激活颈部深层肌肉，减少胸式呼吸，增强腹式呼吸的力量。

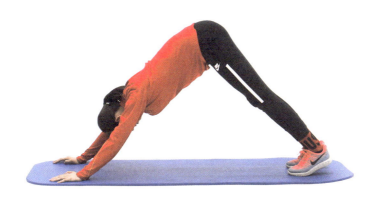

挺拔体姿的日常锻炼方法

如果还没有出现明显的不良体姿问题，在日常生活中可以通过适当的体育锻炼，增加脊柱的灵活性与稳定性，强化姿势稳定肌的力量，养成保持挺拔体姿的良好习惯，有效预防不良身体姿势及相关问题的发生。挺拔的体姿不仅可以使我们的身体更加健康，运动更为高效，还为我们塑造了优美的身体形态、高雅的个人气质，为健康身体与幸福人生提供保障。

6.1 脊柱姿势的日常锻炼方法

6.1.1 靠墙站

首先和大家分享一种日常居家可用的挺拔体姿锻炼方法——靠墙站。简简单单的一面墙壁，就是调整脊柱姿势的最佳工具。在久坐学习疲劳之时，在看电视休闲之际，甚至在和朋友闲聊之间，都可以见缝插针地进行练习。

墙壁的主要功能是帮助改善矢状面的姿势模式，并适当调整骨盆、脊柱弧度及肩胛骨的位置，从而进一步培养出感觉姿势是否平衡的能力，以便在没有墙壁辅助的情况下保持同样正确的脊柱姿势。

背靠墙站立，双脚分开与肩同宽。脚跟抵住墙壁，身体重量平均分配在双脚整个脚掌上，脚掌有"抓地"的感觉。膝关节微微弯曲，使小腿后侧尽可能多地接触墙面，而没有局部的强压感。下背部靠近墙面的时候，将骨盆稍向后倾，直至脊柱的椎骨有下拉感觉为止。调整背部中间的区域，使腰部尽量贴近墙壁。调整上背、脖子与颈部的位置，肩胛骨贴紧墙壁，收下颌，使头部保持中立位与墙壁接触（见图6.1）。

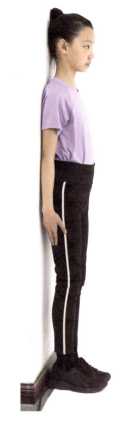

图6.1 靠墙站

步行是现代人常用的日常体育锻炼方式，深受人们的喜爱。"饭后百步走，活到九十九。"晚饭过后，与家人携手，漫步在环境优美的林荫绿道，通过这种低到中等强度的有氧运动，不仅可以降低慢性疾病的发生率，而且还可以促进亲友之间的交流与沟通，促进身心健康。

其实，只要掌握了正确的方法，有意识地自觉调整步行姿势，步行也可以是优化脊柱的最佳日常锻炼方法。事实上，不正确的行走模式会反映出各种姿势异常问题，如垂足、跖脚、内/外八字脚、足部拖曳、身体左右摇晃等。反之，正确的行走模式可以调整及优化体态。

行走时最有效的足部位置，是降低身体两侧摇摆的幅度，让脚往正前方移动，足部的内侧在行走时几乎呈一条直线，这种较窄的行走路线可以减少行走周期中重心的过度转移，让动作更加顺畅，更有效率。但需注意的是，脚往正前方移动不是如模特一般走交叉直线步，而是双脚之间保持一小段距离，同时，脚趾的方向朝前，与膝关节保持一致。足底与地面接触的顺序是从足部中轴上的脚跟中心点逐步过渡到脚趾。手臂靠近身体自然地前后摆臂（见图6.2）。此外，在行走周期中，在单脚悬空时身体会伴随骨盆运动摆动，悬空腿的同侧骨盆容易下沉，加强支撑该侧的臀中肌及对侧腰方肌的收缩，有助于骨盆平衡。

最后，可采用目视前方固定点或头顶一本书的方法步行，从而减少身体摆动的幅度并且增加重心的一致性。除常规的向前行走外，还可在保持以上步行方法的基础上向后行走。

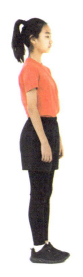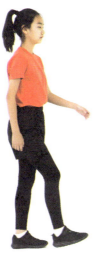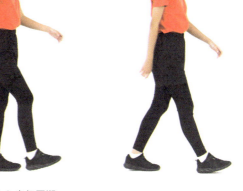

图6.2 步行周期

基本体操

基本体操是以锻炼身体为目的，主要利用人体的大肌群进行的身体活动。适宜且规律的基本体操锻炼可以使人体肌肉活泼有力、内脏器官发达、关节灵活、动作敏捷、姿势端正优美。在这里，我们主要推荐的是无场地限制、简便易行的基本徒手体操。每个动作4个八拍，共4个动作。

❶ 头部运动：站立姿势，双手叉腰，头部依次向左、右、前、后摆动。然后双手交叉抱头，头部依次向前、后摆动（见图6.3）。

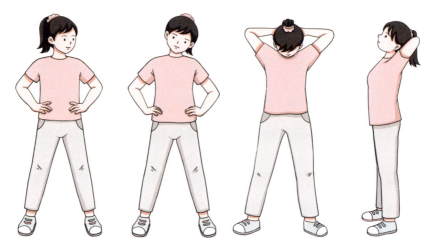

图6.3 基本体操：头部运动

❷ 伸展运动：站立姿势，双手于头上交叉，身体依次向左、右、前、后摆动（见图6.4）。

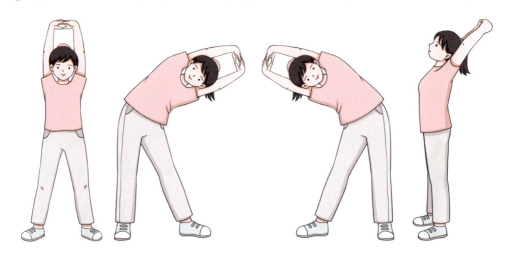

图6.4 基本体操：伸展运动

第 **6** 章 挺拔体姿的日常锻炼方法

❸ 弓步转体：站立姿势，双臂前平举，右腿向前呈弓步，向右侧转体摆左手，右手叉腰，双臂向上伸直，回到起始姿势（见图6.5）。一侧做完再做另一侧。

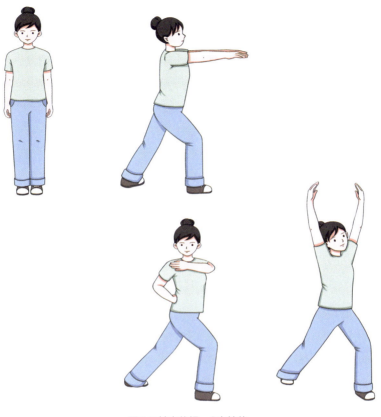

图6.5 基本体操：3步转体

❹ 俯身屈体：站立姿势，双腿分开，双臂向上打开，屈体，双手触地，回到起始姿势（见图6.6）。

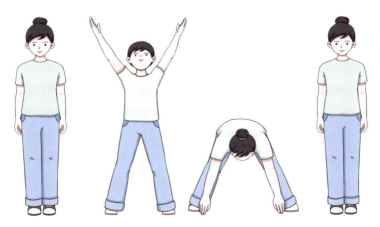

图6.6 基本体操：俯身屈体

6.2.1　单杠悬挂

我们首先来重温一下脊柱的生理结构。被夹在椎骨之间的椎间盘是连接椎骨的减震器，保持椎间盘的水分很重要。然而，重力的持续作用挤压着椎间盘中的水分，使脊柱变得僵硬、缩短并容易受伤。单杠悬挂动作提供了脊柱减压的机会，帮助椎间盘恢复弹性，提高脊柱的灵活性，促进脊柱健康。

双手抓住单杠，深吸一口气并绷紧每一块肌肉，双腿屈膝，向后抬起脚，使身体悬挂在单杠上。屏住呼吸并保持肌肉等长收缩5~15秒。接着，缓慢用嘴呼气，同时释放肌肉的张力，在保持抓住单杠的基础上尽量放松身体，拉长脊柱及各关节之间的间隙，保持5~15秒。该过程会让你觉得自己"长高"了一些。

在刚开始做此练习的时候，我们可能感觉手抓不住单杠，这是力量不足的表现。推荐佩戴一个简单的手套，增加手与单杠之间的摩擦力。通过多次练习，你会慢慢发现悬挂的时间越来越长，并且做完以后脊柱轻松，身形挺拔。

6.2.2　倒立

倒立听上去是一项比较具有难度的动作，但实际上是具有很强的可行性与操作性的动作。人类的行动方式是从俯卧爬行逐渐发展为直立行走的。脊柱在这一变化的过程中，由本来的水平均衡受压状态转变为垂直集中受压状态。倒立姿势改变了人体直立时各个部位的压力状态，使神经肌肉系统产生了新的刺激，放松长期以来受压迫的脊柱，促进椎间盘再生，恢复椎间盘弹性，加快全身机体新陈代谢，帮助大脑供血，减轻心脏负担。

倒立虽然好处多多，但并不适合所有人。心脏病、高血压、眼耳疾病的患者及月经期间不适合进行倒立运动。并且，运动的时机也非常重要，空腹最好，切忌饱腹。倒立前要做好充分的热身活动，保证各关节的润滑度，且心率适当升高。单次倒立时间不宜过长，1~3分钟即可。可少时多次。

■ "倒立凳"倒立

在刚刚开始练习倒立时，可先借助"倒立凳"背靠墙壁进行练习。初次尝试时让小伙伴进行辅助，尽量绷紧身体，将倒立凳贴墙放置，然后在倒立凳上做好倒立姿势，双手握"倒立凳"把手，身体往墙面倾斜，双脚搭在墙上，身体呈一条斜线，腰部保持平直。

■ 徒手背对墙半倒立

接下来，可尝试做徒手背对墙半倒立练习。首先做俯卧撑训练，以增强倒立所需的臂力。俯卧撑可以单组完成15次就表示可以开始练习了。背对墙壁站立，与墙壁保持合适的距离，然后向前弯腰，双手撑住地面，接着双脚慢慢往墙上爬，在双脚爬到最大限度时候保持1~3分钟。注意将臀部往后推，使背部平直。

■ 徒手背对墙倒立

最后，完成背靠墙倒立的练习，即背对墙臂，双手撑地，用双脚支撑在墙上，靠墙倒立。

6.2.3 投篮

篮球是一项非常适合青少年练习的集体运动项目，可有效提高多种身体素质及团队协作能力。而在这里，我们主要锻炼的是投篮动作中伴随着重心的移动，身体所需的稳定、平衡、控制能力。针对脊柱姿势的日常锻炼，推荐两种投篮练习：双手胸前投篮和双手肩上投篮。

■ 双手胸前投篮

双手胸前投篮是比较适合初学者的练习方式。双手对称持球，将球置于胸前，目视瞄准点。两脚左右开立，两膝微屈，重心落在两脚之间。投篮时，两脚蹬地，腰腹伸展，两臂向前上方伸出，两手腕同时外翻，拇指稍用力压球，食指、中指拨球，使球从拇指、食指、中指指端飞出。球出手后，脚跟提起，身体随投篮出手方向自然伸展。特别注意的是，双手推出篮球的一瞬间，保持上身的平直，双肩下沉，略收下颚，才能发挥出最佳稳定性及投篮爆发力。

■ 双手肩上投篮

双手肩上投篮。双手持球于头上，肘关节自然弯曲，两脚斜向开立，两膝微屈，重心落在两脚之间。投篮时，两臂随下肢的蹬伸向前上方伸出，两手腕同时外翻，左手下压，用右手拇指、小指控制球的方向。出手瞬间用食指和无名指拨球。球出手后，下半身呈放松状态。双手用力，让球以弧线轨迹进入篮筐。保持脊柱的挺直，发挥姿势稳定肌的控制能力是投篮准确性的重要保障。

温馨提示，一定要用正确的技术动作进行练习，否则难以发挥预期效果。

6.3 下肢姿势的日常锻炼方法

6.3.1 扎马步

扎马步是中国传统武术的基本功，也称为"马步桩"。"要学打先扎马"，马步因姿势如骑马一般而得名。

扎马步是对人体肌肉耐力、平衡能力及姿势控制能力最直接的挑战。马步蹲得好，可使下盘稳固，姿势平衡，筋骨强健。扎马步可谓是中华民族传统体育运动的瑰宝。但是，正确的动作对扎马步练习尤为重要，否则会造成腰部、膝部负荷的加大而产生慢性损伤。

在练习扎马步之前，热身活动很重要，可采用慢跑加快心率，提高体温。采用动态拉伸动作预热关节，尤其是提升脊柱、髋、膝、踝关节的主动灵活性。

开始找到正确的马步姿势。两腿开立，两脚间距离三个脚掌的长度。缓慢下蹲，膝盖不能超过脚尖，直到大腿约与地面平行。同时胯部内收，臀部勿突出。这时略为松垮的裤裆就成圆弧形，俗称圆裆。

不要过分挺胸，背部平直，两手可环抱于胸前，如抱球状。也可握拳夹于腰侧。头顶如被一根线悬住，往上牵引（见图6.7）。在保持此姿势的基础上，循序渐进增加坚持的时间。一定注意，时间不是最重要的，保持正确的动作最重要。

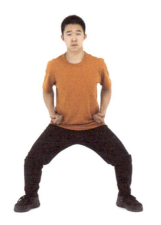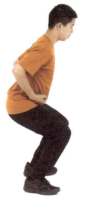

图6.7 扎马步

6.3.2 坐瑜伽球

瑜伽球是现代健身领域的常用器材。由于其弹性与球形形状，能够提供非稳定的界面，有助于锻炼人体的平衡能力，便于拉伸、按摩与放松，为运动带来了趣味性和新的挑战。

这里介绍的是"坐瑜伽球"练习。由于瑜伽球是一个不稳定的运动器械，当你坐在瑜伽球上时就要努力保持平衡，不让球滚动，也不让自己从球上落下，背部、腰部、腹部和臀部的肌肉需要不断作出调整来达到身体的平衡，因此锻炼者会不由自主地挺直腰板和向后调整双肩，有利于腰背部肌肉的锻炼和腰椎生理前凸的维持。更重要的是，骨盆直接接触瑜伽球，控制骨盆中立位置是能否在瑜伽球上保持稳定坐姿的关键。

采用直立坐姿正坐在瑜伽球的中心点上，双腿分开稍大于肩宽，自然贴合球面，双脚接触地面。先略微抬起一条腿，使其离地，集中力量调整骨盆及身体的位置，保持稳定坐姿。接下来，抬起另一条腿，双腿离地，悬坐在瑜伽球上。主动调整身体以获得平衡的姿势。逐渐增加保持悬坐的时间（30秒~2分钟）。

6.3.3 跳绳

跳绳可以在短时间内，通过连续快速弹跳来增加呼吸频率和潮气量，强化下肢力量与平衡性，改善身体灵活性，提高机体代谢，并且快速消耗热量。跳绳可谓是一项全身运动，大腿、小腿、臀部、腹部、背部、肩膀和手臂都要协调用力，保障身体在快速的运动中合理分配力量和控制速度。

由于跳绳在短时间内可以达到高强度的运动状态，因此推荐在空腹时练习。穿着吸震、缓冲性能好的运动鞋，选择较为柔韧的地面，可以帮助下肢在落地时减轻关节压力。在跳绳之前要做好充分的热身准备，提高心率、升高体温、活动关节并使血液充盈肌肉。需要特别指出的是，体重过大的人群不适合跳绳，跳绳会使膝关节承受过大压力，引发运动损伤。

跳绳时，两手分别握住绳两端的把手，通常情况下以一脚踩住绳子中间，两臂屈肘将小臂抬平，绳子被拉至适合的高度。向前摇绳时，大臂靠近身体两侧，肘稍外展，小臂近似水平，用手腕发力。用前脚掌起跳和落地，切记不可用全脚或脚跟落地，以免脑部受到震动。当跃起在空中时，不要过度弯曲身体，而要自然弯曲身体（见图6.8）。跳绳时，呼吸节奏要自然。跳绳的时间安排应遵循循序渐进原则，可从单次1~2分钟，重复2~3次开始练习，逐渐延长时间。运动结束后，一定要适当步行或拉伸放松，降低心率，冷却身体，舒缓关节。

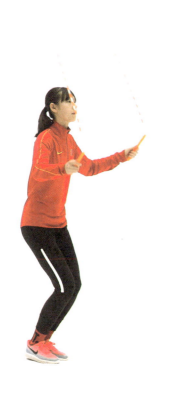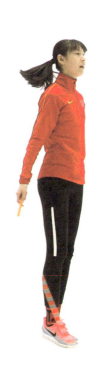

图6.8 跳绳

第三部分

增强体质的身体锻炼计划

通过学习这部分内容，你将能够：

1.了解青少年功能性体能锻炼体系；

2.掌握改善功能动作与提高神经肌肉功能的锻炼方法；

3.知晓水中运动与游泳的区别与联系；

4.通过水中运动改善脊柱健康。

在前面的章节中，我们有针对性地介绍了各种常见不良体姿及异常问题的解决策略。解决体姿问题只是我们追求健康与幸福生活的一小步。在科学体质观的指导下，我们要为现代青少年建立整体的锻炼体系提供系统的方法指导。

调查研究表明，青少年体质下降的主要原因是中小学时期严重的运动不足和运动习惯缺失。然而，校园体育活动中运动损伤高发的现状使青少年不得不降低运动强度和活动难度。青少年时期的骨骼肌系统处于敏感的快速发展阶段，与身体活动有关的骨骼、肌肉、关节、韧带等结构得不到骨骼肌给予的力学等刺激，极易影响身体的正常、健康发展，导致身体功能的退化。功能性体能训练重视基本动作模式与神经肌肉系统协调能力，尤其适合处于生长发育高峰期的青少年，能为他们的健康成长与终身运动奠基。功能性体能锻炼对场地器材的要求灵活，有更高的时效比，恰好适应我国现有中学体育教学条件。结合我国青少年身心发展的实际情况，功能性体能锻炼满足我国青少年体育运动的要求，能系统、有效地促进青少年身体素质发展。

水中运动是现代体育锻炼领域的新宠。区别于单纯的游泳，或某个水上运动项目，现代水中运动融合了预防、医疗、康复、强体等大健康概念，符合国际领先的健康科学发展趋势。几乎所有的陆上运动都可以创造性地改良到水环境中进行应用。具体而言，水中运动可根据水的深度划分为浅水运动和深水运动，也可根据运动的内容划分为水中瑜伽、水中太极、水中跑、水中自行车等，还可根据运动的功能划分为水中有氧运动、水中抗阻运动、水中柔韧性运动等。在促进青少年体质健康的过程中，水中运动具有不可替代的应用价值。

青少年功能性体能锻炼方法

7.1 青少年功能性体能锻炼体系

青少年功能性体能锻炼体系是一个渐进式、整合式的训练概念，包含按不同训练阶段所划分的不同训练内容，从而组成一个逐级上升的阶梯体系（见图7.1）。该体系以渐进式发展结构构建青少年生理、心理及运动表现适应性促进系统，满足不同基础条件和训练目标的青少年的最佳发展需求。青少年功能性体能锻炼体系整体上划分为两大发展阶段：功能动作训练阶段和神经肌肉功能训练阶段。每一个训练阶段由特定的训练内容所组成。

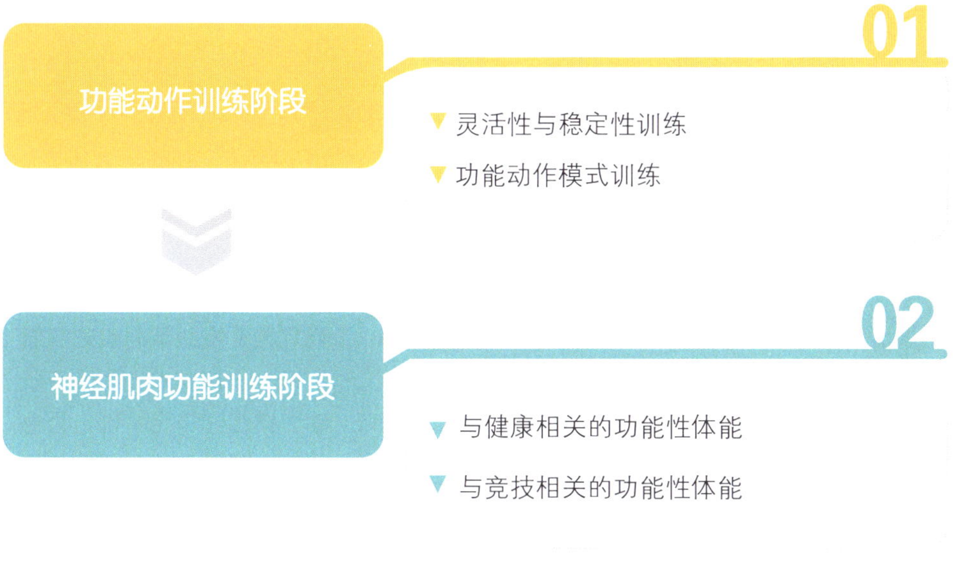

功能动作训练阶段　　　　**01**

▼ 灵活性与稳定性训练
▼ 功能动作模式训练

神经肌肉功能训练阶段　　　　**02**

▼ 与健康相关的功能性体能
▼ 与竞技相关的功能性体能

图7.1 青少年功能性体能锻炼体系

7.1.1 功能动作训练阶段

功能动作训练阶段包括两大训练板块：板块一为灵活性与稳定性训练；板块二为功能动作模式训练。该训练阶段的主要发展目标是使青少年在拥有良好的灵活性与稳定性的基础上，建立高质量的基础动作模式。

在正常人体功能结构中，由于骨骼结构的姿势位置及其对相邻结构的影响，一个关节相对于另一个关节有其相对固定的位置与功能，并以此为基础对人体的姿势和运动产生影响。关节的结构性力学分析，描述静态骨骼位置对毗邻结构的影响；而功能性力学分析，揭示作为肌肉与相关结缔组织主要附着点的关节结构位置在运动中对机体组织的动态影响。静态位置决定关节结构，围绕结构的肌肉用力特征决定关节功能。关节的基本功能决定了灵活性和稳定性是人体完成有效动作模式的基础（见图7.2）。灵活性与柔韧性是一对容易相互混淆的概念。与柔韧性主要强调关节周围组织的弹性与伸展能力不同，灵活性强调的是关节在保持一定身体姿势稳定基础上，在特定关节活动范围内自由运动的能力。拥有良好的灵活性才能在体育活动过程中保证合理动作、无运动功能代偿且机体组织排列有序。人体的指向性动作需要以骨骼肌系统的力量输出作为动力源，而稳定性决定着力的控制与传递效率。关节的稳定性是指人体在运动中，关节为横跨关节的肌肉链发力模式提供支点，为上下肢动力链的传递奠定基础，为身体重心的保持与控制创造条件的基本功能。在大多数功能动作完成过程中，稳定性能力需先于力量被激活，才能保证动作效率。人体关节的稳定性水平取决于姿势稳定肌与关节运动肌的力量，以及它们在发力过程中相互协同的协调工作关系。通过对身体逐个关节的结构分析，可发现人体的各个关节是有序排列并相互联系的。单个关节区域发生任何改变必然会对其他区域产生链式影响。如处于人体核心的脊柱部位与相邻关节的排列结构对人体正常体态的保持非常重要。完整的脊柱向上连接头部、向下连接骨盆，具有稳固、衔接和传递的作用。

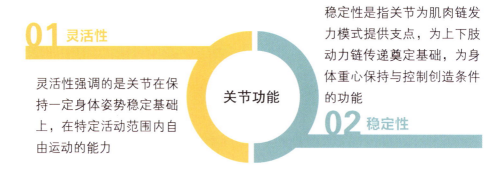

图7.2 青少年功能性体能锻炼体系

关节的灵活性与稳定性是实现良好基础功能动作和专项运动表现的底层机制。缺乏适当灵活性与稳定性的个体在做出动作时必然会引发不正确的用力机制，肌肉关节排列位置发生异化，进而产生低效动作，增加多余能量消耗并积累损伤。在帮助人体运动系统发挥功能动作效率的过程中，灵活性与稳定性是相互联系、相互制约且相互促进的。灵活性问题的出现往往伴随稳定性能力的缺失，反之长期稳定性不足通常也会导致关节灵活性出现障碍。发展关节灵活性与稳定性对青少年建立科学静态姿势、动态动作及基础动作模式至关重要，是青少年功能性体能锻炼体系的第一板块。

动作是人体主观意识与外在物质世界接触的主要方式。在人类纷繁多样的肢体运动表现中，功能动作模式承担着构成基本要素的责任与功能。完整运动表现输出、功能动作模式和单关节运动方式之间的关系就好比语言学习中流畅表达、词组和单词的关系一样。体育运动学家对功能动作模式的重视应不亚于语言教育学家对于词组的重视。由人体功能结构所决定的，由串联单关节、单肌群运动整合而成的功能动作模式是人体大部分复杂运动必须涉及的基本动作单元。功能动作模式的训练可以弥补单关节力量在提高能力和整体运动表现之间的鸿沟。且在实际训练过程中，由于对正确动作技术和多关节协同力量工作能力的强调，练习效率显著提高。此外，以功能动作模式为主要内容的训练在提高骨骼肌系统力量和动作能力的同时，能够不断发现练习过程中可能随时出现的机体结构的不平衡和局限性，揭示关节的灵活性与稳定性问题，使功能动作模式训练板块可退阶至灵活性与稳定性训练板块。功能动作模式训练作为神经肌肉功能训练的重要基础，是青少年功能性体能锻炼体系的第二板块。

在青少年功能性体能锻炼体系中，功能动作模式训练的进行必须先于神经肌肉功能训练。功能动作不良会影响骨骼肌系统力量输出效果，增加关节压力和结缔组织负荷，形成错误姿势与动作习惯，并最终导致运动损伤。

功能动作训练阶段的训练任务可见图7.3。

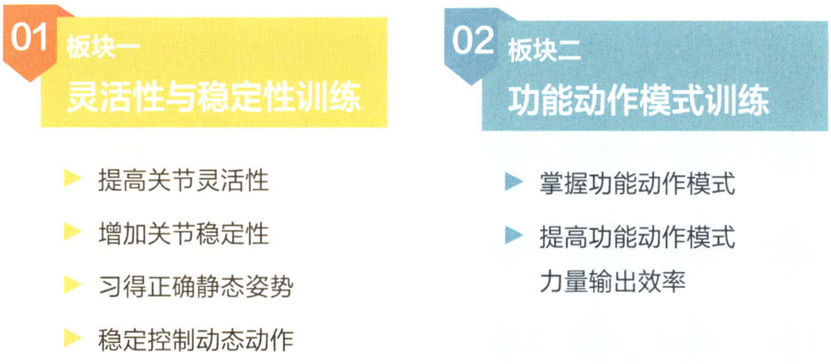

01 板块一
灵活性与稳定性训练

▶ 提高关节灵活性
▶ 增加关节稳定性
▶ 习得正确静态姿势
▶ 稳定控制动态动作

02 板块二
功能动作模式训练

▶ 掌握功能动作模式
▶ 提高功能动作模式
  力量输出效率

图7.3 功能性动作训练阶段的训练任务

7.1.2 神经肌肉功能训练阶段

神经肌肉功能训练阶段建立在较为完备的功能动作能力基础之上，包括两大训练板块：板块一为与健康相关的功能性体能训练，板块二为与竞技相关的功能性体能训练。该训练阶段的训练目的是在保持功能动作能力的同时全面提高青少年身体素质水平与功能性体能能力，为体质健康与竞技运动发展服务。

感觉运动整合要求神经系统高效率地收集和解释感觉信息，并选择和执行适当的运动反应。在功能性动作中，肌肉同时作为动力肌和稳定肌而存在。神经肌肉控制随时准备激活肌肉稳定肌以实现关节的运动。这些稳定机制决定了神经肌肉系统训练在功能性力量训练中不可替代。对躯干稳定性（或核心稳定性）的重视是功能性力量训练的显著特征。躯干稳定性是指身体在扰动状态下躯干保持静态姿势或动态轨迹的能力。在功能性动作中，躯干稳定性依赖于神经肌肉系统对内在和外在扰动的反馈控制。在该反馈控制中，运动系统的现有状态信息（如关节位置、速度、力量、疼痛和压力）反馈到中枢神经系统，输出控制肌肉，进而对关节运动产生影响。实质上，人体内置的动作模式关系是将反馈信息转换成精细编制的神经肌肉激活模式的重要隐性部件，而运动表现系统则是在功能动作过程中理解神经肌肉对躯干稳定性控制的另一个重要因素。运动表现反映扰动轨道与正常轨道之间的距离，帮助运动者识别并调整差距。

青少年功能性体能锻炼体系中的神经肌肉功能训练板块将力量训练与技术训练相结合，根据促进并强化健康导向或竞技导向的不同训练目的，从力学、协调性和能量代谢特征上选择与训练目的相一致的练习方法和手段，实现训练功能的最大化，并达到最优的练习时间效率。核心力量训练、反应训练、平衡训练、柔韧训练、快速力量训练及抗阻训练皆服务于该阶段的不同训练需要和方法变化需求。通过对与不同训练板块相适应的多种训练练习和练习强度的调控与组合，神经肌肉功能训练可实现增加骨骼肌力量、提高功能动作能力、促进体质健康、增进运动表现并预防运动损伤的最佳训练效果。对青少年身心发展特征及身体素质敏感期的深入认识，是开展青少年神经肌肉功能训练的重要基础。整合式训练方案的设计必须科学，以适应青少年阶段这一运动发展高度可塑的特殊年龄阶段。创设丰富本体感受及神经肌肉系统充分被调动的挑战性学习环境，符合青少年思维活动及运动方式的活跃性与冲动性特征。基础功能动作技能学习与骨骼肌力量训练的整合性训练方式，既把握了技能学习敏感期，为后期技能发展保留珍贵的神经肌肉系统内设传递连接通路,又实现了以动作表现为基础的骨骼肌系统的功能性发展与力量输出最大化,且该训练效应可持久保持,并辐射至成年阶段,使青少年终身受益。

　　青少年神经肌肉功能训练重视骨骼肌系统工作过程中神经对肌肉的支配作用,强调在功能动作的基础上,与青少年生长发育特征相适应的身体素质发展,强调整体体质健康促进在前,少数竞技能力培养在后,逐层递进、有序发展,在保障大多数人安全、有效且合理运动的同时,帮助少数有竞技体育天赋的青少年踏上专项运动发展道路。与健康相关和与竞技相关的功能性力量训练,构成青少年神经肌肉功能训练阶段,位于青少年功能性体能锻炼体系的上层水平。

　　神经肌肉功能训练阶段的训练任务可见图7.4。

03 板块三
与健康相关的功能性体能训练

▶ 提高神经肌肉系统工作效率

▶ 进一步提高功能动作能力

▶ 掌握基础动作技能

▶ 发展与健康相关的身体素质水平

04 板块四
与竞技相关的功能性体能训练

▶ 提高神经肌肉系统特定动作方式的力量输出能力

▶ 习得专项动作技能

▶ 发展与竞技相关的身体素质水平

▶ 确保机体恢复与再生能力

图7.4 神经肌肉功能训练阶段的训练任务

7.2 青少年功能动作锻炼方法

如今，久坐不动的生活学习方式使青少年的中到高强度体力活动大量减少，身体成分失常和慢性疾病年轻化趋势显现。另外，体育运动的早期专项化让青少年牺牲了发展全面体育能力的良机。过早以单一体育专项化训练替代与年龄相适应的、以基本动作模式为基础的整合性身体训练，将限制功能动作的发展潜力，以及最佳骨骼肌力量、爆发力的输出。在后期如果认识到功能动作模式不良，继而回头进行补充，只会割裂身体功能的全面有序发展及运动技术掌握的连续性，并且削弱整体动作表现。全面习得功能动作，为发展骨骼肌力量输出水平和神经肌肉系统的输出效率打下坚实基础，是青少年时期身体健康规划的第一课。

站在青少年功能动作发展的视角，在运动技能的快速发展过程中，功能动作模式必先于功能竞技能力发展。由于处于生理与心理发展的高峰期，儿童青少年时期被认为是人的一生中最适宜进行功能动作模式学习的关键时期。身体形态、机能和素质按照自然发育的规律蓬勃发展，并在骨骼肌力量发展和大脑皮质感觉运动区的活跃性提升上得到体现。此时进行功能动作模式的学习，有利于提高神经肌肉系统的协调性，配合足够的骨骼肌力量使基本运动技能得到熟练掌握。众所周知，由简单到复杂是运动技能学习的基本原则，掌握简单动作能力（如躯干稳定性、平衡性、本体感受意识及不同速度和水平下的动作）才能实现对组合、复杂动作（如节奏感动作、肢体内部协调动作、灵敏运动、多方向力量和爆发力运动）更快、更有效地转换。通过储存丰富的基本动作模式记忆可掌握功能动作模式，形成宽广的身体运动方式阵列，从而为青少年后期功能竞技技能的学习与发展奠定基础，增强其专项技术发展潜力并减少运动损伤。

青少年功能动作锻炼方法对应功能动作训练阶段，覆盖板块一灵活性与稳定性训练方法和板块二功能动作模式训练方法（见图7.5）。灵活性与稳定性训练方法由静态功能姿势（俯卧和仰卧、俯卧支撑、跪、坐、双腿站立、单腿站立和马步蹲）和动态功能动作（仰卧举腿、肩胛骨旋转、俯卧平板撑起、俯卧手脚伸展、举手深蹲、单腿上抬前触、前后分腿蹲）两部分组成。功能动作模式训练方法包括单腿对侧手触足、单腿下蹲、双腿下蹲、交换腿交叉步、俯卧撑、斜体上拉、躯体旋转和躯干旋转练习。

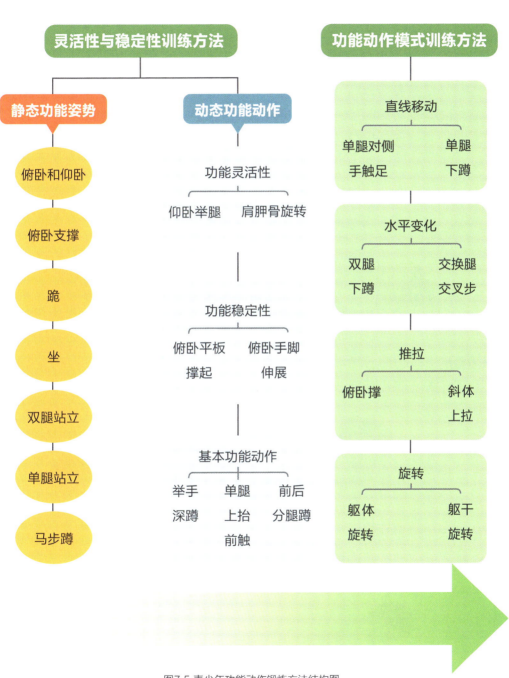

图7.5 青少年功能动作锻炼方法结构图

静态功能姿势

　　静态功能姿势是功能动作表现的基础，通常作为功能动作模式的开始或结束动作。从俯卧到站立等一系列基本身体姿势都会对人体的静态关节肌肉排列状态产生影响。良好的静态功能姿势需要人体的动作控制和平衡能力，尤其对姿势稳定肌群的工作效率提出了较高的要求。姿势与呼吸的配合需贯穿练习的始终。呼吸时的紧张和压力会破坏静态功能姿势所具备的适应准备状态。通过练习，学生能够习得正确的静态功能姿势，在神经肌肉系统整体控制、局部放松的状态下为积极的功能动作动员做好准备。

■ 仰卧

　　仰卧，手臂自然放于身体两侧，双腿分开约与肩同宽。

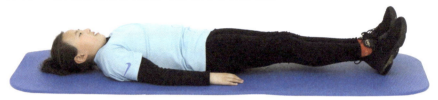

■ 俯卧

　　俯卧，掌心朝下，双腿分开约与肩同宽。

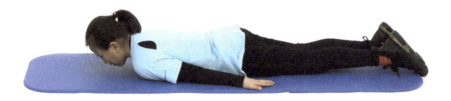

■ 俯卧支撑（四点）

　　俯卧，双手撑垫，大腿与躯干呈一条直线，不能塌腰。

肘部伸直

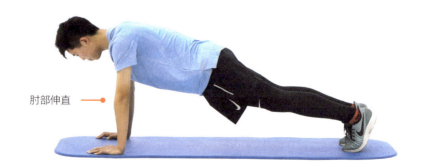

■ 俯卧支撑（六点）

俯卧姿势，双手撑垫，膝盖着垫，脚尖着垫，大腿与小腿约呈90°，躯干挺直。

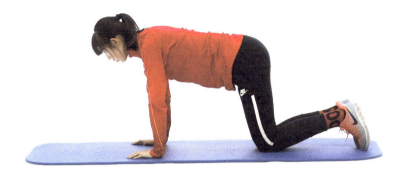

■ 仰卧支撑（肩足）-臀桥

仰卧，双臂于胸前交叉，双手扶肩，肩和上背部撑垫，双脚后跟撑垫，将臀部向上顶起，中下背部和大腿也顺带着向上抬起，直到从肩部到膝盖基本处在一条直线上，并与小腿大致垂直。脚尖勾起。

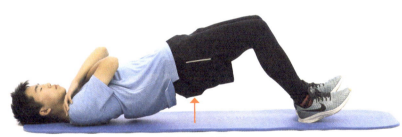

臀部用力夹紧

■ 仰卧支撑（肘足）

仰卧，弯曲肘部，小臂撑垫，小臂与大臂约呈90°，脚后跟撑垫，将臀部向上顶起，中下背部和大腿也顺带着向上抬起，直到从肩部到膝盖基本处在一条直线上。

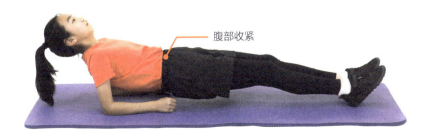

腹部收紧

■ 跪（单腿）

呈直线弓步，双侧大腿与小腿约呈90°，前腿脚掌着垫，后腿膝盖着垫，躯干保持挺直，双手自然放下。一侧做完再做另一侧。

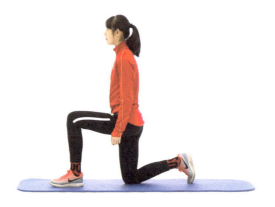

■ 跪（双腿）

跪立时，躯干与大腿呈一条直线，躯干挺直，大腿与小腿约呈90°，双手自然放下。

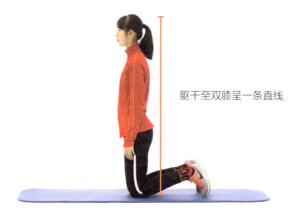

躯干至双膝呈一条直线

■ 坐

坐在椅子上，椅面与膝盖平行。双膝并拢，收腹挺胸，脊柱保持直立，目视前方。

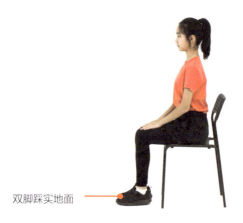

双脚踩实地面

■ 双腿站立

站姿，躯干挺直，双脚距离约与肩同宽。

■ 单腿站立

站姿，一条腿微微抬起，使重心放在着地脚上。一侧做完再做另一侧。

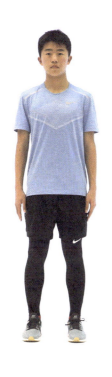
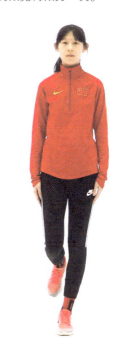

■ 运动准备姿（双腿）

双腿站立，小腿与大腿弯曲呈120°左右，躯干往前倾，双臂弯曲向前，重心放在双脚上。此时人会有稍微往前倒下的感觉。

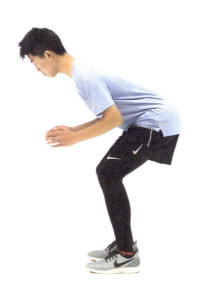
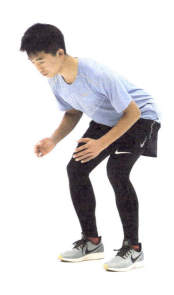

■ 运动准备姿（单腿）

　　双腿站立，小腿与大腿弯曲呈120° 左右，躯干往前倾，重心放在双脚上。一侧腿抬起，使重心转移至撑地腿。一侧做完再做另一侧。

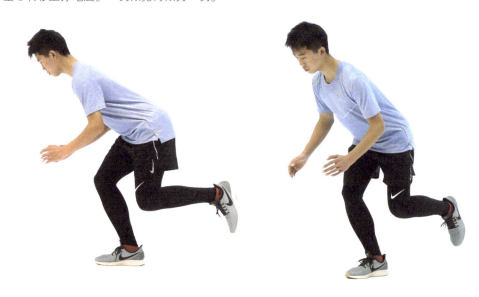

■ 马步蹲

　　站立姿势，双臂前平举，慢慢蹲下，直至大腿约与地面平行。两膝向外撑，脚尖朝前，膝盖不超过脚尖。臀部勿突出。躯干稍微往前倾。

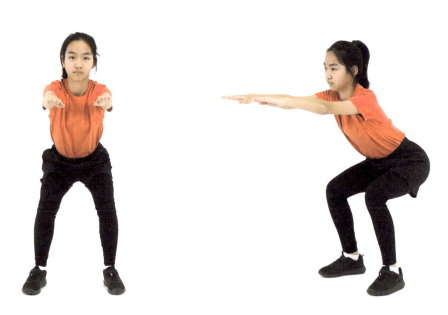

人类在认识世界和改造世界的过程中所采取的各种有目的的身体活动，都是一系列动态功能动作组合。这些符合身体解剖学、生理学及生物力学结构的基本人体运动方式，构成了作为更高级的体育运动表现的基础功能动作模式的基础。为了适应日常生活所需的基本动作方式，动态功能动作练习能够提供身体安全自由活动的保障。由于青少年在生活学习过程中可能存在长期采用特定单一动作的习惯，往往会对身体的功能灵活性、功能稳定性产生影响，并破坏基本功能动作表现。动态功能动作练习是青少年动态活动的基础，使身体姿势摆脱缺陷和限制，没有动作代偿及不对称的不良状况。

■ 仰卧举腿

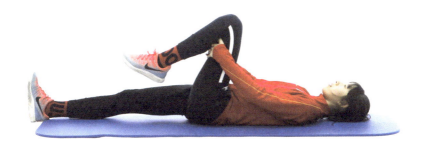

① 仰卧姿势，抬起左腿，双手抱住左侧大腿。

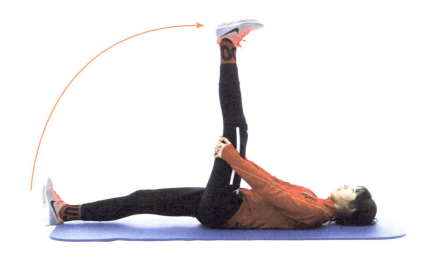

② 左腿抬高的同时保持双腿小腿与大腿绷直，尽可能地往头部方向抬起，然后达到最大拉伸限度时保持动作。回到起始姿势，一侧做完再做另一侧。

第 7 章 青少年功能性体能锻炼方法

133

■ 肩胛骨旋转

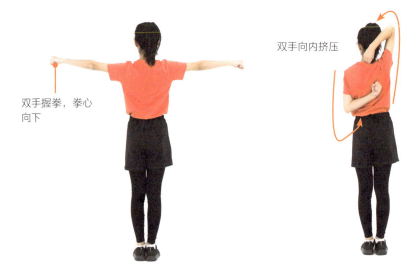

双手握拳，拳心向下

双手向内挤压

①　身体呈站立姿势，双臂侧平举，双手握拳，拇指内扣。

②　弯曲手臂，双手分别位于脊柱的上部和下部。上部掌心朝内，下部掌心朝外，双手尽量往内挤压肩胛骨。回到起始姿势，一侧做完再做另一侧。

■ 俯卧平板撑起

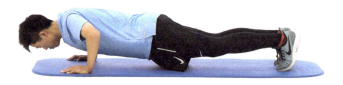

①　俯卧姿势，脚尖着垫，双手撑垫；肘部弯曲，大臂与躯干大致在同一平面上。

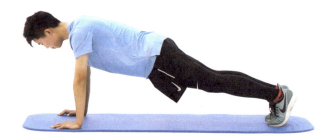

②　撑起，双手与肩同宽，撑起的同时保持腿部与躯干呈一条直线。

■ 俯卧手腿伸展

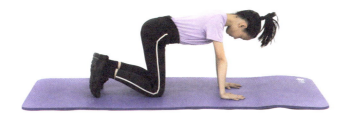

① 开始时身体呈俯卧六点支撑姿势，双手、双膝、双脚撑垫。

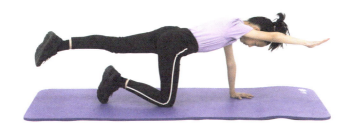

② 右手向前伸展的同时，左腿向后伸展，且右手和左腿保持在一条直线上，并平行于垫面，保持平衡。回到起始姿势，一侧做完再做另一侧。

■ 举手深蹲

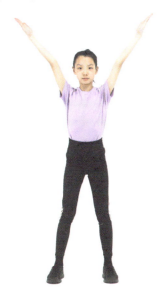

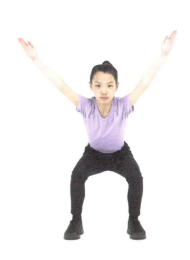

① 身体呈站立姿势，双手上举过头顶。

② 屈膝，屈髋，慢慢下蹲，大腿与小腿约呈90°，躯干稍微往前倾，脚尖朝前，使重心转移至双脚。

■ 单腿上抬前触

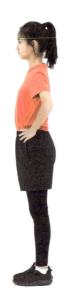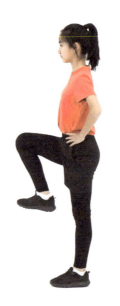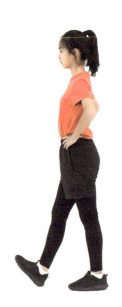

1 身体站立，双手叉腰。

2 一条腿脚尖勾起，提膝，准备向前跨步。

3 跨步后，应使脚后跟触地，此时跨出的腿仍是绷直状态，再原路返回站立姿势。一侧做完再做另一侧。整个动作中，跨出腿的脚尖都应勾起。

■ 前后分腿蹲

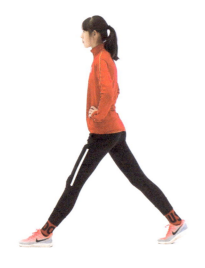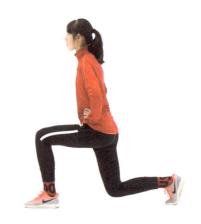

1 双手叉腰，双腿前后分开跨大步。

2 下蹲，大腿与小腿呈90°，后腿膝盖靠近地面，躯干保持挺直。回到起始姿势，一侧做完再做另一侧。

7.2.3 功能动作模式

对正常发育、健康成长的青少年来说，身体活动绝不仅限于应对日常生活的简单肢体活动。丰富的体育活动及其他富有挑战性的身体活动吸引着充满活力、精力旺盛的青少年参与其中。功能动作模式是针对大部分体育运动中的身体活动特征及规律而提炼出的基础动作单位集合。在奠定良好灵活性与稳定性的基础上进行功能动作模式练习，可在青少年神经系统发展的可塑性阶段及时建立并储存有效的基本动作模式，为接下来的神经肌肉功能训练阶段做好准备。与技能相结合的多样化动作训练，能够提升骨骼肌系统的协同控制能力。全面把握体育活动的通用动作特征，习得并掌握正确且有效的功能动作模式，是功能动作模式训练方法的主要目的。

■ 弹力带膝部外展深蹲

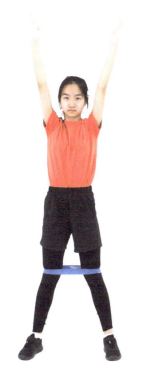 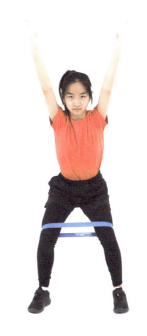

① 站立姿势，双手高举过头顶，双脚分开略大于肩宽，膝盖处环绕一条弹力带，保持弹力带适度紧绷。

② 屈膝深蹲。过程中，保持膝盖不内扣，脚尖朝前。

第 **7** 章 青少年功能性体能锻炼方法

■ 弹力带肩部躯干纠正深蹲

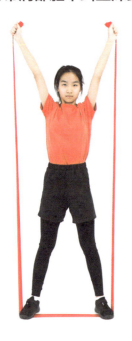 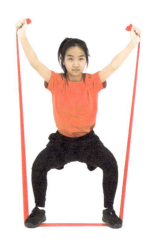

① 站立姿势，双手高举过头顶，紧握弹力带两端，双脚分开略大于肩宽，踩弹力带中部。　② 屈膝深蹲。过程中，保持膝盖不内扣。

■ 弹力带单腿硬拉

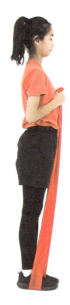 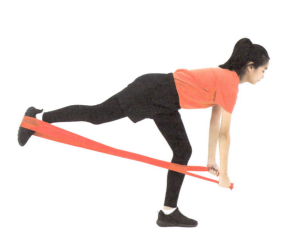

① 站立姿势，手握弹力带两端，右脚踩弹力带中部。　② 向前弯腰，直至躯干平行于地面。右腿向后伸展，绷直。回到起始姿势，一侧做完再做另一侧。

■ 弹力带核心激活俯卧撑

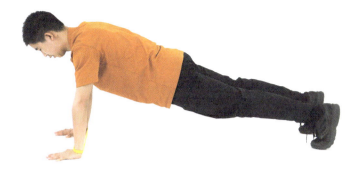

① 俯卧撑预备姿势，双手与肩同宽，双手腕处套一条弹力带，保持弹力带适度紧绷。

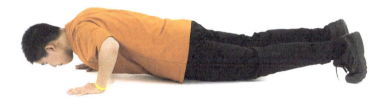

② 开始做俯卧撑，做俯卧撑的过程中，双手保持距离不变。

■ 俯卧跪立弹力带对角伸展

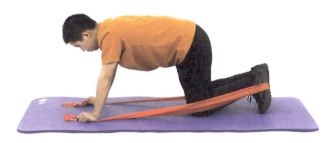

① 俯卧姿势，双手、双膝、双脚支撑于垫面，双手握弹力带两端，左脚踩弹力带中部。

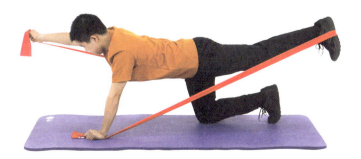

② 左腿向后伸展，右手随之抬起并向前伸直。过程中保持左腿绷直、右臂绷直。回到起始姿势，一侧做完再做另一侧。

弹力带仰卧举腿

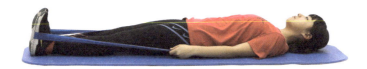

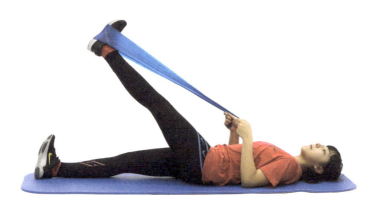

❶ 仰卧姿势，左脚踩弹力带中部，双手握弹力带两端。

❷ 左腿抬离垫面并抬高，过程中保持双腿绷直，回到起始姿势。一侧做完再做另一侧。

单腿对侧手触足

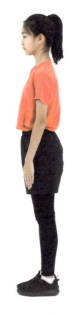

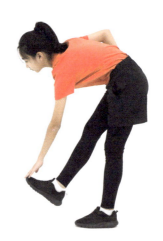

❶ 身体呈站立姿势。双手自然
贴于双侧大腿，双脚并拢。

❷ 右脚往前微微抬高，脚尖勾起。弯腰
用左手触碰右脚尖，回到起始姿势。
一侧做完再做另一侧。

■ 双腿下蹲

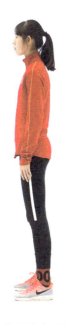 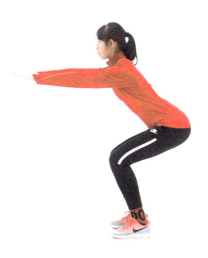

① 身体呈站立姿势。双手自然贴于双侧大腿，双脚并拢。

② 双臂前平举，然后屈膝、屈髋下蹲，躯干前倾，脚尖朝前，使重心放置于双脚。

■ 单腿下蹲

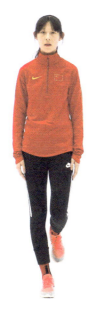 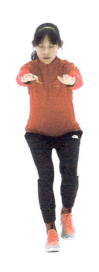

① 身体呈单腿站立姿势。

② 双臂前平举，然后屈膝、屈髋下蹲，躯干前倾。回到起始姿势，一侧做完再做另一侧。

■ 交换腿弓箭步（直、横）

前后弓箭步姿势。右侧膝盖触地，回到起始姿势。然后双臂前平举，左腿往左迈一步，变为横向弓箭步姿势，回到起始姿势。一侧做完再做另一侧。

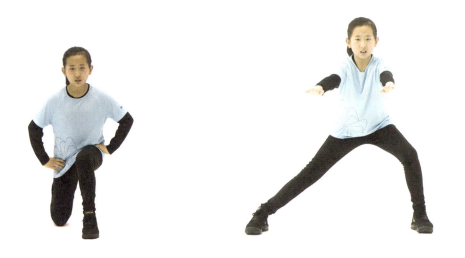

■ 俯卧撑（斜面撑球式、跪式、俯卧式）

从斜面撑球式进阶到跪式，续而进阶到俯卧式，动作难度逐渐提升。动作全程保持背部挺直，平起平落。

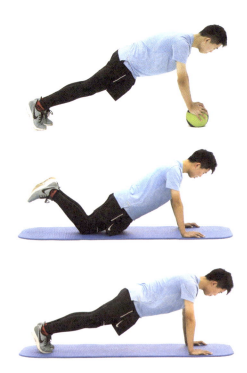

第 **7** 章　青少年功能性体能锻炼方法

■ 斜体上拉

　　双手握住TRX悬挂绳，身体慢慢向后倾斜，直到手臂几乎伸直，将身体的重量往后放。接着依靠背部发力将身体拉回至胸部接近双手的位置。

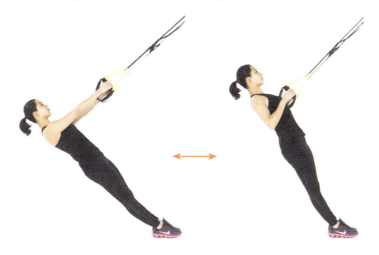

■ 躯体旋转

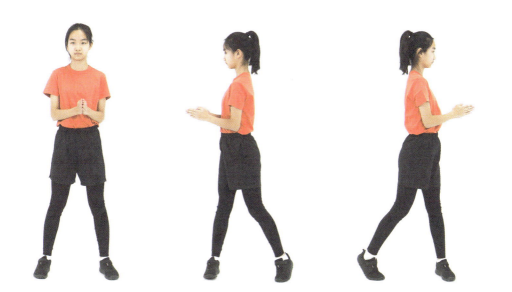

1　站立姿势，双掌相对，双臂屈肘约90°。

2　整个身体往右转90°。

3　回到起始姿势，然后整个身体往左转90°。

■ 躯干旋转

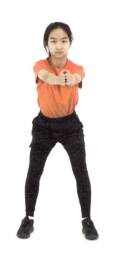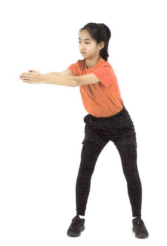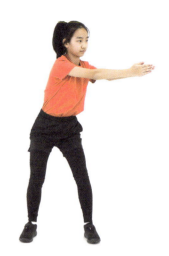

1️⃣ 站立姿势，双腿分开，屈膝，手臂伸直平举于胸前，双手合掌。躯干微前倾。

2️⃣ 整个身体往右转90°。

3️⃣ 回到起始姿势，然后整个身体往左转90°。

7.3 青少年神经肌肉功能锻炼方法

  整合式神经肌肉功能训练希望通过创设本体感受丰富的内外部学习环境，使基础动作技能（移动、稳定和操作）和骨骼肌力量协同发展，被认为是保障青少年健康体魄、促进体育专项化技术探索和预防运动损伤的根本策略。整合式神经肌肉功能训练的目的是使青少年能够在成长过程中充分把握身体素质及运动技能的发展之窗，在多样化的练习中获得丰富的动作学习经验，掌握基础动作技能。充分利用外在环境、本体感受丰富且重视神经肌肉发展功能的训练不仅帮助青少年克服基因限制，而且帮助其实现成年后超过预期的潜在运动表现水平。

  在青少年身体发展过程中，在最佳功能动作模式基础上，将基础动作技能学习融入骨骼肌肉力量训练中是发展身体运动能力的最佳方式。青少年阶段是运动技能学习的最佳时期。在青少年阶段早期，身体各项运动系统功能的发展程度已经达到了表现复杂多关节运动的要求。在神经肌肉协调功能性发展的过程中，青少年基础动作技能与功能性体能训练的基础运动模式训练往往是一致的。例如，多方向移动技能（加速、减速、变向等）与多关节爆发性技能（投、击、踢等）都包括了肌肉的向心与离心收缩运动。其实质就是利用肌肉的弹性、收缩性和牵张反射的爆发工作能力促进骨骼肌增强对抗负荷的能力。这类运动模式在功能性力量训练中同时被称作快速伸缩复合练习。许多功能性体能训练的基本动作也都需要采用复合的协调动作模式。例如，某些关节进行离心/向心运动（如俯卧撑或蹲起）的同时必须考虑如何增强特定关节的等长收缩能力（如稳定性）。所有的抗阻训练模式（如对抗自身体重或外部负荷）在实质上都需要适当的发展和不断地提高人体的协调和控制能力以实现最佳运动表现。因此，可以看出，虽然思考理论问题的角度有所差异，但采用系统整合的观点考虑青少年体质健康与运动能力发展的问题是运动技能学与体能训练学的共有策略。

青少年神经肌肉功能锻炼方法对应神经肌肉功能训练阶段，覆盖与健康相关的功能性体能训练板块和与竞技相关的功能性体能训练板块（见图7.6）。柔韧训练、核心力量训练、平衡训练、反应力量训练、快速力量训练和抗阻训练是发展与强化身体素质的重要方法，而针对不同训练板块将身体素质与动作技能相结合以实现神经肌肉系统整合式力量输出效果是神经肌肉功能训练方法的实质。理想的训练方法组合与青少年身体素质发展及技术动作习得敏感期相吻合。整体有序、组合灵活是该阶段方法体系的重要特征。功能性体能锻炼方法以不同于身体素质发展与动作技能结合的方式满足不同能力基础与发展潜力的青少年的身体运动需求。

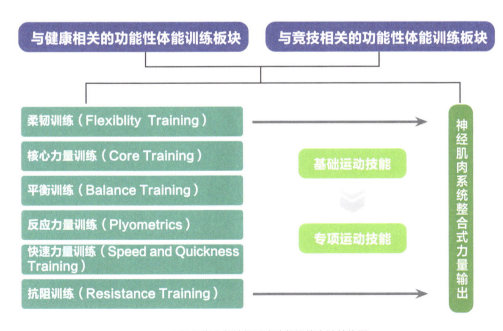

图7.6 青少年神经肌肉功能锻炼方法结构图

与健康相关的功能性体能

与健康相关的功能性体能锻炼方法，致力于通过提高人体在基础动作技能中神经肌肉系统力量输出能力，发展与健康相关的体质要素，如柔韧性、核心力量、平衡性、反应力量、快速力量。抗阻训练作为提高青少年一般身体素质的重要方法，主要提升青少年肌肉耐力、练习动作的稳定性和神经肌肉的协调工作效率，并在该阶段的后期，提高主动肌的力量及输出效率。

■ **单腿主动直腿下放**

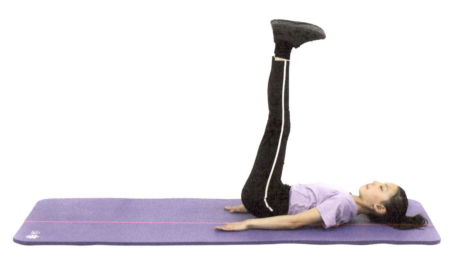

❶ 仰卧姿势。双腿约屈髋90°，脚心朝上。

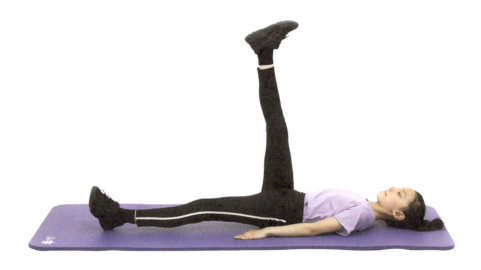

❷ 一侧腿保持上举不动，另一侧腿慢慢放回垫面，回到起始姿势。一侧做完再做另一侧。

■ 站立弯腰触脚趾进阶

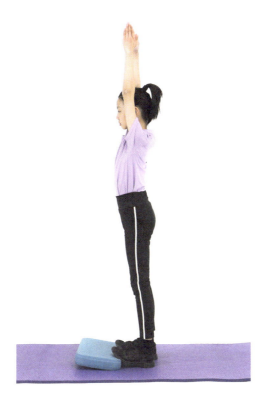

① 站立姿势。脚后跟着垫，用瑜伽砖垫高脚趾，脚趾离垫面2.5～5厘米。双臂伸直，双手举过头顶。

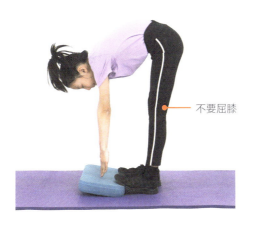

不要屈膝

② 俯身屈髋，双手指尖触碰瑜伽砖。

■ 布雷泽牵拉法（Brettzel）

左侧卧姿势。双侧小腿向后，屈膝90°，右腿前抬，尽量贴紧垫面，左手抓住右侧大腿侧面，向右旋转至右侧肩部贴近垫面。回到起始姿势，一侧做完再做另一侧。

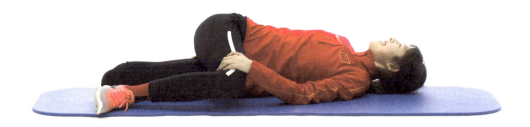

■ 平板支撑单手哑铃划船

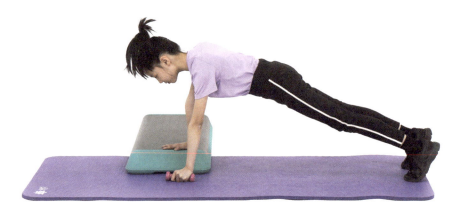

❶ 俯卧撑姿势，左手握哑铃。右手支撑在厚15～20厘米的垫子上。

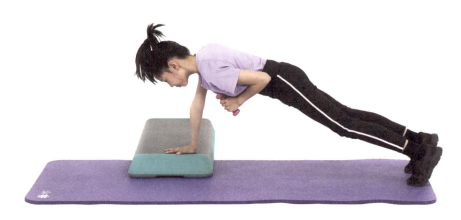

❷ 左手握哑铃贴近胸部，保持身体平衡。回到起始姿势，一侧做完再做另一侧。

■ 直线弓箭步双手哑铃

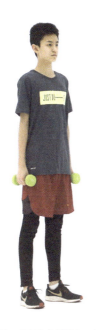

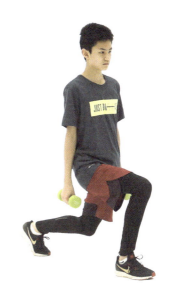

① 站立姿势，双手分别握一个哑铃。

② 右腿向前做弓箭步，左腿下压，直到膝盖几乎接触地面，回到初始的站立位置。换另一侧做同样的动作。

■ 双手硬拉单手壶铃

① 站立姿势，右手握壶铃。

② 屈膝，屈髋，保持脊柱中立位。右手紧紧抓住壶铃，保持身体稳定。一旦腘绳肌出现紧绷感，就伸展髋部至适合的位置。慢慢把壶铃放至地面，回到起始姿势。一侧做完再做另一侧。

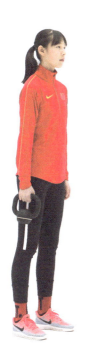

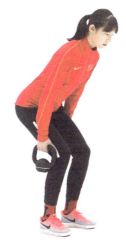

■ 单腿硬拉双手哑铃

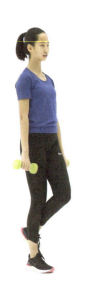

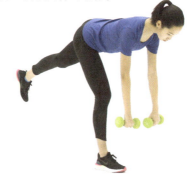

❶ 右腿单腿站立姿势，双手分别握一个哑铃。

❷ 向前俯身，左腿向后、向上抬，至背部约与地面平行，双臂垂于肩关节下方。臀部与右侧大腿后侧发力，回到起始姿势。换另一侧做同样的动作。

■ 举手深蹲弹力带

　　站立姿势，将弹力带绕过双膝。双腿与肩同宽，脚尖朝前，双手举过头顶。尽可能低地深蹲，膝盖朝前，双腿不能外旋，手臂尽量向上伸展。

■ 臀摆+深蹲双手壶铃

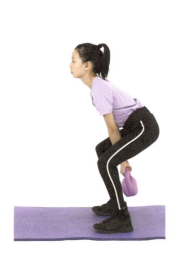

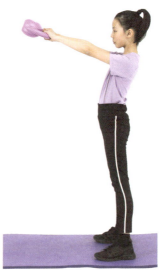

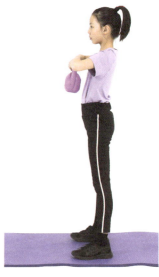

❶ 双手持壶铃，站立姿势。双腿与肩同宽，将壶铃向臀后摆动，保持脊柱中立。

❷ 双腿伸直，双臂前伸，将壶铃甩至与头部同高的位置。

❸ 回到起始姿势，拿起壶铃到胸部高度时肘部弯曲，壶铃与小臂垂直。做一个深蹲。

■ 简版"土耳其起立"单手壶铃

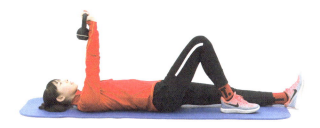

❶ 仰卧姿势。右手持壶铃，右臂向上伸直，右腿屈膝。

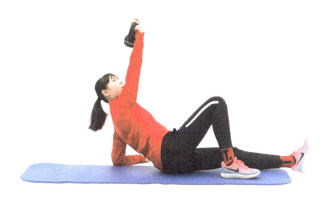

❷ 左侧肘关节发力支撑身体，右臂始终伸直，右手始终紧抓壶铃，保持壶铃在肩膀正上方。然后慢慢回到初始位置。一侧做完再做另一侧。

■ "T"型俯卧撑

俯卧姿势。在传统的俯卧撑动作基础上，增加了双手及躯干的转动动作。右侧手臂撑垫，左侧手臂伸直外展，带动上身朝侧面旋转。回到起始姿势，一侧做完再做另一侧。

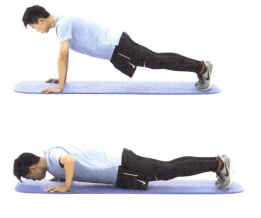

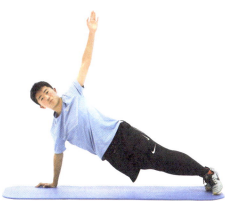

■ 侧向交叉上举双手哑铃

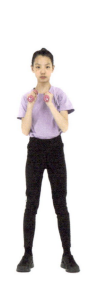 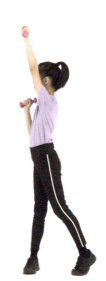 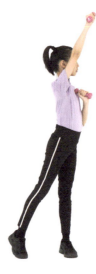

① 站立姿势。屈臂握哑铃于胸前，掌心相对。

② 右腿不动，以右腿为中心，身体右转，左手向上推举，右臀向内旋，然后回到初始姿势。

③ 换对侧重复动作。

■ 实心球后抛

① 站立姿势。做一个1/4深蹲，双手持实心球于双腿之间。

② 臀部发力带动双腿瞬间蹬起，把球向头部后上方45°丢出，尽可能丢得更高更远。

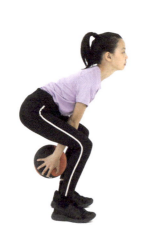 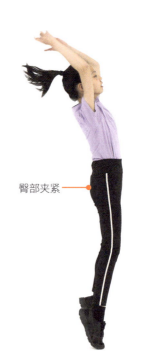

臀部夹紧

瑜伽球划船双手哑铃

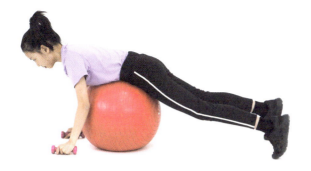

① 俯卧姿势。瑜伽球放于腹部下。双手分别握一个哑铃支撑于体前。

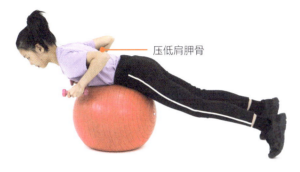

压低肩胛骨

② 屈肘部，双手贴近胸部，收回和压低肩胛骨。

瑜伽球俯卧收膝

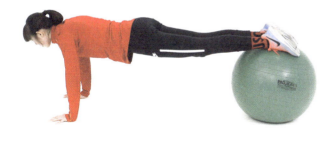

① 直臂撑地，双掌置于肩部正下方，呈俯卧撑姿势，双脚脚背置于瑜伽球正上方。

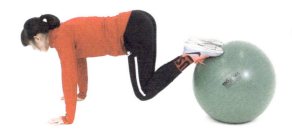

② 保持核心收紧，屈髋屈膝，向内收膝，直至大腿垂直于地面。

■ 瑜伽球臀桥

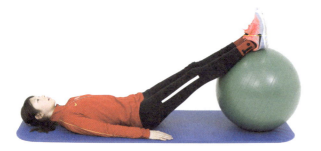

① 仰卧姿势。将瑜伽球放置于小腿和踝关节下。

臀部夹紧，核心收紧

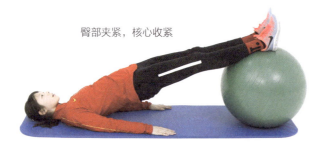

② 臀部向天花板抬起直到躯干和下肢呈一条直线。

■ 深蹲跳

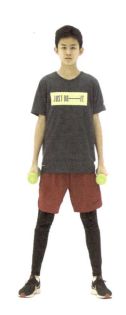

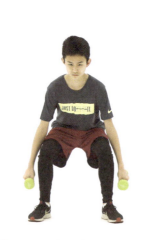

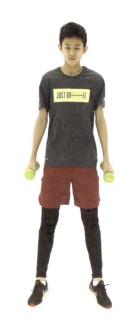

① 双手各握一只哑铃，自然垂于身体两侧。

② 屈膝屈髋深蹲。

③ 双腿发力，垂直跳起。

■ 多方向弓箭步双手哑铃

1 站立姿势。双脚分开与肩同宽，双手分别握一个哑铃，下蹲发力，双腿发力，垂直跳起，然后回到起始姿势。

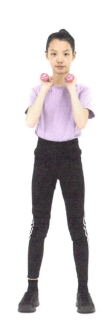

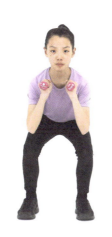

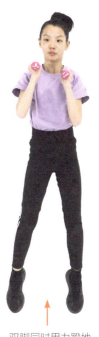

双脚同时用力蹬地

前弓步

侧弓步

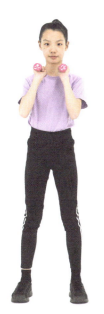

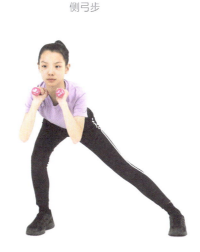

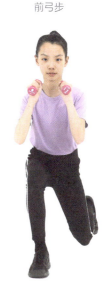

2 做侧面弓箭步，回到起始姿势。做前弓箭步，回到起始姿势，换另一侧重复同样的动作。

■ 单腿深蹲双手哑铃

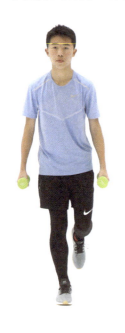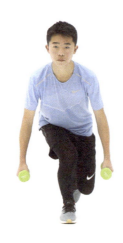

1️⃣ 单腿站立，双手分别握一个哑铃，自然放在身体两侧。

2️⃣ 支撑腿下蹲，尽可能低，回到起始姿势。换另一侧重复同样动作。

■ 半圆平衡球上单腿硬拉单手哑铃

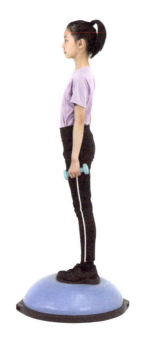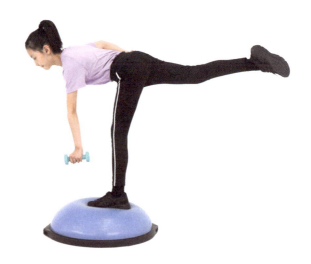

开始可在支撑物（如横杆）旁进行辅助练习，逐步提高到无固定支撑动作

1️⃣ 站立姿势。左手握哑铃。

2️⃣ 上身前倾，右腿向后伸展，与躯干呈一条直线，回到起始姿势，换另一侧重复同样动作。

练习变量的设计可参考表7.1。

表7.1 与健康相关的功能性体能锻炼方法练习变量设计建议

编号	动作名称	次数	组数	节奏	强度	间歇	频率	持续时间
1	柔韧训练	5~10	1~3	匀速控制	较小	任意	3~7 次/周	4~6 周
2	核心力量训练	8~12	2~3	中速	中等	0~60 秒	2~4 次/周	4~6 周
3	平衡训练	8~12	2~3	中速	中到高	0~60 秒	2~4 次/周	4~6 周
4	反应力量训练	8~10	2~3	快速	中到高	30~90 秒	2~4 次/周	4~6 周
5	快速力量训练	3~5	3~4	尽可能快速	高	60~90 秒	2~4 次/周	4~6 周
6	抗阻训练	8~12	2~4	4：2：1/2：0：2	中到高	0~60 秒	2~4 次/周	4~6 周

7.3.2　与竞技相关的功能性体能

　　与竞技相关的功能性体能锻炼方法，致力于通过人体在专项动作技能中神经肌肉系统力量输出能力的提高，发展与竞技相关的体质要素，如柔韧性、核心力量、平衡性、反应力量、快速力量。抗阻训练作为提高青少年专项身体素质的重要方法，在该训练方法体系中主要用来提高青少年最大力量肌肉运动单位的募集数量、频率、峰值功率，提升神经肌肉的整合式输出效率。

■ 自我筋膜放松–小腿后侧肌群

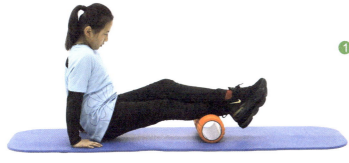

1 坐在瑜伽垫上。将泡沫轴放置在右侧小腿下方。左侧小腿搭在右侧小腿上。双手在身后支撑垫面。

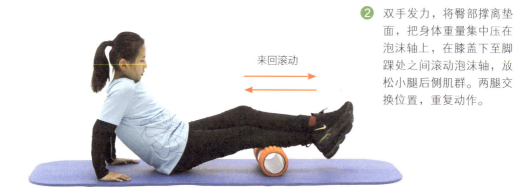

❷ 双手发力，将臀部撑离垫面，把身体重量集中压在泡沫轴上，在膝盖下至脚踝处之间滚动泡沫轴，放松小腿后侧肌群。两腿交换位置，重复动作。

来回滚动

■ 自我筋膜放松-大腿后侧肌群

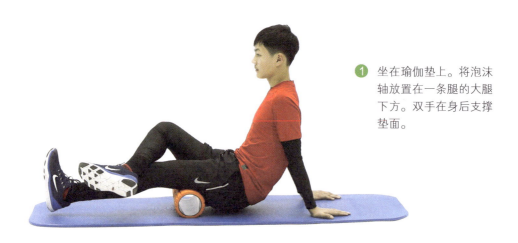

❶ 坐在瑜伽垫上。将泡沫轴放置在一条腿的大腿下方。双手在身后支撑垫面。

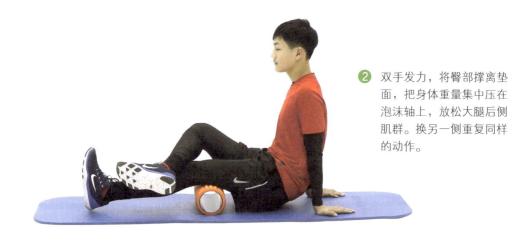

❷ 双手发力，将臀部撑离垫面，把身体重量集中压在泡沫轴上，放松大腿后侧肌群。换另一侧重复同样的动作。

■ 动态拉伸–多方向弓箭步触足

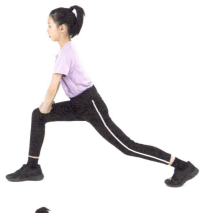

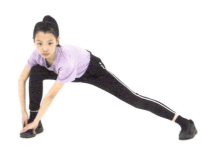

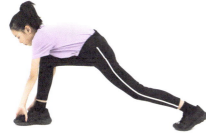

1. 右弓步姿势，双手叠放在右膝上。

2. 双腿姿势不变，向左转体，双手摸右脚。

3. 身体回正，双手继续摸右脚。回到起始姿势，换另一侧重复同样动作。

■ 仰卧臀桥（单腿支撑）

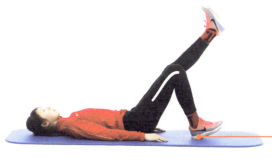

1. 臀桥预备姿势，左腿抬起。

脚跟撑垫

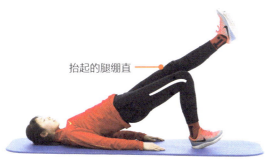

抬起的腿绷直

2. 腹部和臀部收紧，抬起髋部至躯干与左膝在一条直线上。回到起始姿势，换对侧重复同样的动作。

■ 瑜伽球上躯干旋转

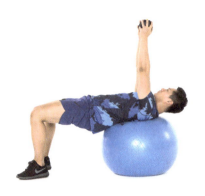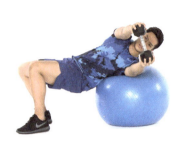

1️⃣ 仰卧姿势，上背部贴球，让瑜伽球支撑全身体重。双脚着地，双手掌心相对，或握住一个哑铃两端，双臂伸直置于胸前。

2️⃣ 在尽量保持躯干与地面平行的情况下，向左右两个方向转体。

■ 单腿抛球

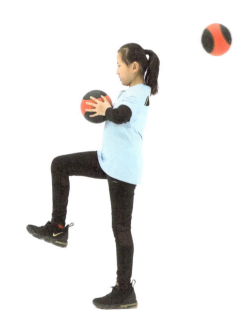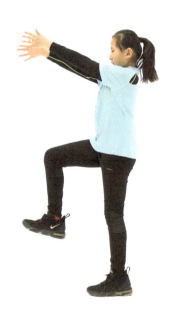

1️⃣ 身体呈单腿站立姿势，双手持药球。

2️⃣ 将药球向前抛出。全过程中保持躯干与头部的稳定。回到起始姿势，换另一侧重复同样的动作。

■ 单腿水平旋转抛球

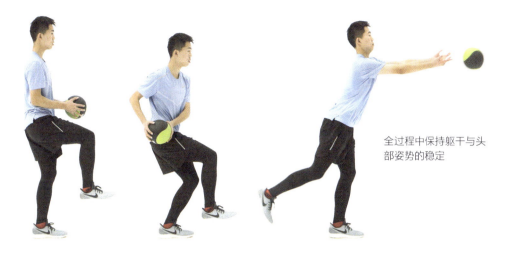

全过程中保持躯干与头部姿势的稳定

① 身体呈单腿站立姿势，双手持药球。

② 双手持药球转向抬起腿的同侧，然后水平向前侧抛出药球。回到起始姿势，换另一侧重复同样的动作。

■ 收腹跳

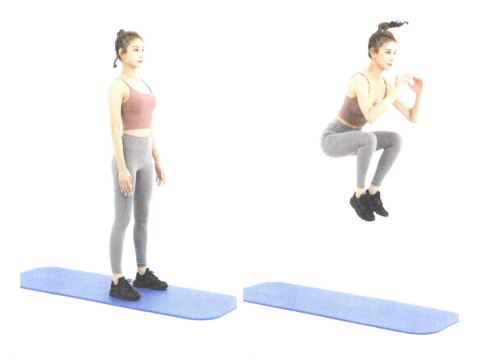

① 站立姿势。

② 双腿收膝跳起，尽可能地往腹部收。

■ 哑铃双臂推举

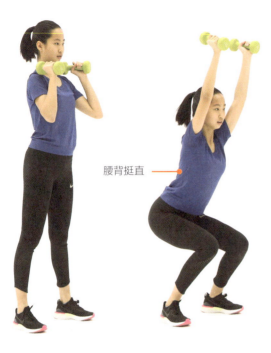

腰背挺直

① 身体立正，挺胸收腹，双臂弯曲，两手在双肩前方分别握一个哑铃。

② 屈膝下蹲的同时，双臂将哑铃向上推起，直至两臂在头顶上方伸直，保持片刻。

■ 哑铃高翻

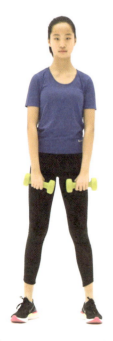
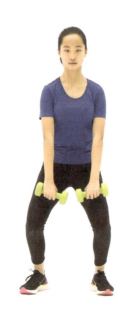
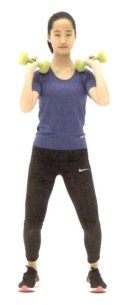

① 双脚分开，双手各握一只哑铃，掌心向后。

② 屈髋屈膝，使哑铃降低。

③ 臀部与腿部发力，挺髋起身，高翻哑铃至肩前，掌心向上。

■ 哑铃悬垂抓举

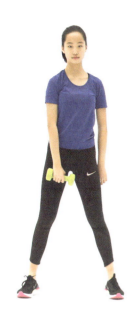 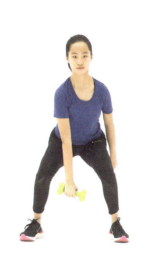 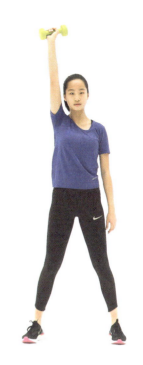

① 两脚开立，身体直立，右手握哑铃垂于体前。

② 屈髋呈半蹲姿势，哑铃放于低于膝盖的位置。

③ 双脚蹬地，推动躯干上移，髋部向前顶。右手握哑铃上举，右臂在头部上方伸直。回到起始姿势，换另一侧重复同样的动作。

练习变量的设计可参考表7.2。

表7.2 与竞技相关的功能性体能锻炼方法练习变量设计建议

编号	动作名称	次数	组数	节奏	强度	间歇	频率	持续时间
1	柔韧训练	10~15	1~3	匀速控制	中等	任意	3~7 次 / 周	4~6 周
2	核心力量训练	8~12	2~3	4：2：1/ 快速	中到高	30~60 秒	2~4 次 / 周	4~6 周
3	平衡训练	8~12	2~3	中到快速	中到高	30~60 秒	2~4 次 / 周	4~6 周
4	反应力量训练	8~12	2~3	爆发性速度	高	60~90 秒	2~4 次 / 周	4~6 周
5	快速力量训练	3~5	3~5	尽可能快速	高	60~90 秒	2~4 次 / 周	4~6 周
6	抗阻训练	6~8	3~5	快速控制	中到高	1~2 分钟	2~4 次 / 周	4~6 周

1.心肺耐力测试

20米节奏往返跑（此测试适合在室内或室外进行）：测试对象在20米的距离之间往返跑，直至无法继续为止。其间，采用节拍器限制测试对象在两个标志物之间跑动的时间。节拍器的频率将逐渐加快，如果2次跟不上节奏，则测试结束。记录往返次数。

2.肌肉力量测试

卷腹（腹部肌肉力量和肌肉耐力）：仰卧在垫子上，双腿分开与肩同宽，屈膝，且脚跟尽量远离臀部，双脚踩在垫面上。双臂伸直放于体侧，双手掌心朝下。头颈保持放松，腹部肌肉发力抬起上半身。随后还原，头部碰到垫子。记录1分钟内完成动作的次数。

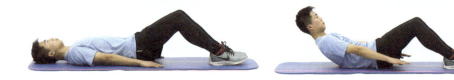

俯卧撑（上肢肌肉力量和肌肉耐力）：俯卧在垫子上，双手双脚支撑垫面，身体呈一条直线。向上推起身体，身体保持平直，直至手臂伸直。屈肘下放身体，直至大臂与垫面平行。记录1分钟内完成动作的次数。

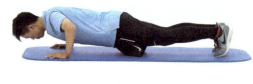

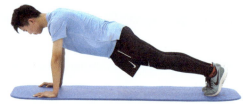

立定跳远（下肢爆发力）：在起跳点的地面上放置一个标志物（如锥桶）。双腿分开与肩同宽，脚尖抵住标志物边缘。屈膝，摆臂，起跳，用力达到跳跃的最大限度，双脚落地。记录脚跟与标志物外缘线之间的距离。

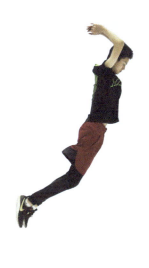

3.柔韧性测试

背起（脊柱伸展主动柔韧性）：俯卧在垫子上，双臂贴身放于体侧。抬起上半身，使下巴、胸部和肩部离开垫面。尽可能向上抬高身体，保持腿部紧贴垫面。记录测试对象下巴与垫面之间的距离。

坐位体前屈（髋关节主动柔韧性）：采用坐位体前屈测试仪。双脚抵住测试仪，双腿伸直，膝盖不可弯曲。向前俯身屈髋，弯曲上身，双臂伸直，尽可能往前伸展，用中指推动测量板。整个动作一次性连贯完成。记录测量板移动的距离。

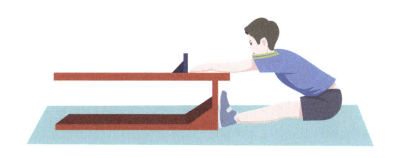

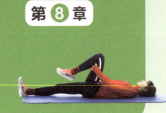

第 8 章

增进脊柱健康的水中锻炼方法

8.1 水中运动：脊柱在休息中获益

很多骨科医生在临床上对青少年进行运动治疗时都会说："这名患者有潜在的体姿异常风险，可以去游泳。"人体在陆地直立运动的时候，受到重力的影响，脊柱会承受相应的负重，在应力发生异常或加压时，就会出现各种脊柱问题。而在水中进行运动的时候，重力被浮力所抵消，躯体和四肢只需克服水的阻力而不用承担重力，脊柱得到了休息与调整（见图8.1）。

水中运动的优势	▼ 重力被浮力抵消
	▼ 躯体和四肢不承担重力，脊柱得到放松

图8.1 水中运动的优势

8.1.1 功能动作训练阶段

水中运动是预防与纠正错误身体姿势的重要运动疗法之一，其优势与水的内在特性（即浮力、阻力、黏滞性、流体静压、温度、湍流、折射）直接相关。人体浸入水中产生的积极作用覆盖人体各系统。

当人体浸入水中且水没过肩部时，水的浮力可有效减少90％的体重，关节、骨骼及肌肉所承受的压缩应力显著降低（见图8.2）。并且，大部分的水中运动只涉及肌肉的向心收缩，运动后肌肉的酸痛程度可达到最小，排除了很多肌肉、骨骼及关节在陆上运动中常有的损伤可能。因此，水中运动为踝、膝、髋及背部无法承受额外压力的患者及健身人群，提供了可安全有效地增强力量、柔韧、心肺耐力等的康复与健身方式。浸入水中时，人体的血液循环速度在一定程度上自动加快，附加于人体体表的水压亦可加大肺通气的深度。水中康复与健身计划的良好设计与实施可使练习者的血液循环与肺通气同时达到明显增加的效果。由于水中引力较小，人体的柔韧性自然加大，一些在陆地难以完成的拉伸动作，则有可能在水中完成。水的天然阻力更使水中成为意图在较短时间达到更好练习效果的练习者的最佳运动环境。一个简单的步行动作，在水中进行则变得具有挑战性。在水中进行步行动作可同时发展肌肉耐力、力量、心肺功能及柔韧性，并对身体成分的改善产生积极影响。

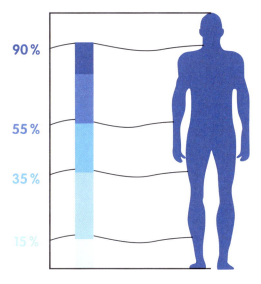

图8.2 水中的浮力作用

人体浸入水中且水面齐胸或更深时将对心肺系统产生积极影响。此时由于流体压力的增加，静脉与淋巴系统受到压迫，从而使回心血量增加，心房压上升，心脏容量增加，肺动脉压上升，每搏输出量增加。在水中运动时呼吸器官必须更努力地工作，呼吸肌的耐力得到了改善。对循环系统和自主神经系统的影响表现在，增加肌肉血流量，使更多的氧与血糖能够运送到肌肉组织，对正常运动及正在愈合的肌肉和韧带产生有利作用。人体浸入水中对肾脏系统产生的效应包括促进代谢废物的排泄，协助调节体内的钠、钾和水含量，以及降低血压，且该效应可持续至出水后几小时甚至几天。

更重要的是，水中运动疗法对人体整体协调发展的影响是在最小损伤风险下实现的，几乎没有任何的副作用。在水中脊柱训练中，通过浮力逐级消除重力，使得患者可以在降低但可变的轴向负荷和剪切力下进行训练，并通过降低脊柱的压力和剪切力，来扩大患者出现姿势误差时的安全范围。水中运动的速度则可以通过水的阻力、黏滞力、浮力，以及训练设备来加以控制。

"水中运动"就是"游泳"吗

当医生对咨询健康问题的青少年提出水中运动建议的时候，"水中运动"一词往往会被青少年及家长等同于"游泳"，使他们产生一些认知误区。一方面，医生如此宽泛的建议没有考虑到游泳运动的局限性和咨询对象的复杂性。纠正不良体姿且促进脊柱健康的水中运动需要针对青少年具体情况进行设计，而不是简单地让青少年学习如何游泳。另一方面，虽然四种标准的游泳姿势在练习中可以对脊柱与四肢进行很好的锻炼，但是游泳的技术要求在有些方面并不适用于由于体姿问题而存在某些运动禁忌的青少年，盲目进行游泳训练有时甚至会产生负面效果。

因此，我们所推荐的"水中运动"并不等同于"游泳"，而是指针对具体的健康问题而专门设计的在水中进行的身体活动，包括多种多样的水中锻炼方法。游泳作为一项老少皆宜的运动项目，具有重要的锻炼价值。四种泳姿都要求脊柱充分伸展，对防止驼背和脊柱侧弯具有很好的效果，蛙泳和蝶泳的仰头吸气动作与低头伏案动作相反，可促进肩颈部位劳损肌肉与韧带的恢复。但是，在实际应用中需结合青少年的脊柱及体质健康情况重点考虑以下几个方面。

01

有脊柱前凸与骨盆前倾的青少年在进行游泳时切忌选择蛙泳。蛙泳的抬头呼吸动作会加重颈椎前凸，使颈椎、竖脊肌张力过高，有增加腰椎前凸以及出现下交叉综合征的风险。

02

选择水中运动治疗脊柱侧弯，需要针对脊柱偏移的方向和角度特别设计水中运动的姿势，对水中康复的专业知识要求比较高。如果自行做预防性或辅助性练习，可以采用对称的动作来强化整体的功能，推荐进行标准仰泳技术的学习及相关练习。

03

如果有内八字脚，可考虑多做蛙泳腿的练习，该练习可促进髋、膝、踝关节做反方向的外转动作。反之，如果有外八字脚，可考虑多做自由泳腿或蝶泳腿的练习，这些练习可促进脚部做内转动作。

04

水的浮力主要和水深有关。浸入水的深度越深，人体所受到的浮力越大，稳定性则越小。根据水的深度，水中运动可分为浅水运动（水深齐腰至胸）与深水运动（水深超过身高）两种。因此，要根据青少年自身具体情况来安排进行浅水或深水的练习。把握浮力与稳定性之间的对应关系，最大化利用水的浮力对运动所产生的效果。

05

水的阻力主要受到动作速度和水横截面大小的影响。动作质量是保障练习效果的关键。因此，推荐先从缓慢、小幅度、小横截面的动作开始，再逐渐进行快速、大幅度及大横截面的阻力动作。切不可盲目提高速度，一旦发现动作变形，表明动作的幅度及速度已超过能力范围，应及时调整。

06

水中运动的体位包括坐姿、站姿、仰卧、俯卧、斜卧等多种姿势。每一个位置对骨骼肌系统来说都有着特定的肌动学意义。为了实现不同姿势的调整及脊柱的优化，有针对性地采用相应体位，深入刺激陆上运动中难以涉及的肌肉部位，发挥水中运动的独特优势。

07

水中运动可以让有异常体姿的孩子们体验到不同环境中的运动乐趣，以及在陆地上无法体会的运动自由感与成就感。充分利用各种水中运动器材强化这种感受，增加练习的趣味性，增强青少年的自信心与自尊心，提高锻炼的依从性与内部动机。

8.2 脊柱优化的水中运动方案

促进脊柱优化的水中运动方案适用于以腰背痛为主要脊柱问题的青少年，帮助他们通过水中运动来减轻并消除疼痛困扰，增进脊柱健康并最终促进体质发展。该方案整体遵循缓解疼痛—无痛/少痛状态下全关节范围运动—功能强化这3个阶段来实施水中运动计划，具体包括松解与再生、陆上激活准备、水中训练及调理与养护四个课程板块。本章节将主要介绍水中训练板块所涉及的锻炼方法。

8.2.1 第一阶段：缓解腰背疼痛的水中锻炼方法

主要内容：松解紧张部位，激活脊柱深层稳定肌，进行呼吸训练，进行水中姿势控制，水中按摩与放松。

■ 站立不倒翁

浅水动作。练习者站立在齐腰至齐胸深的水中，双脚开立，与肩同宽。重心向前、后、左、右方移动，然后再恢复中立体位。手的位置变化为双手叉腰—侧平举—前平举—三点钟—双手过头。每组4~6次，重复2~3组。

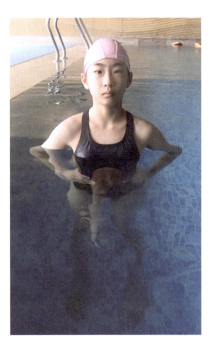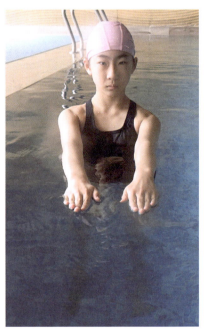

■ 站立直臂拨水

　　浅水动作。练习者站立在齐腰至齐胸深的水中。一手叉腰，一手在体侧前后拨水，速度由慢到快。身体调动姿势稳定肌保持中立位置。腿的变化位置为双腿开立与肩同宽—单腿后伸站立。每组4~6次，重复2~3组。

■ 侧蹲步动作序列

　　浅水动作。练习者站立在水中。向一侧侧蹲步行进，一腿屈膝，一腿伸直，身体保持中立位。动作变化为双手叉腰——手叉腰，一手前平举—双手前平举。步伐由小到大，速度由慢到快。回到起始姿势，一侧做完再做另一侧。每组4~6次，重复2~3组。

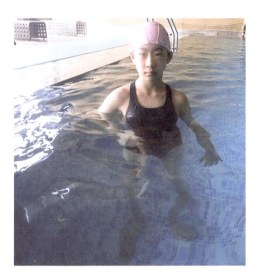

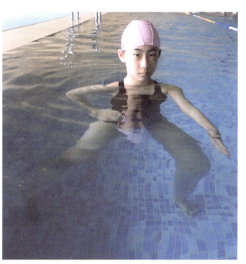

■ 坐式浮条动作序列

　　浅水动作。练习者脚触地坐在浮条上，浮条位于骶骨下方。一腿伸膝，一腿保持脚触地，先左腿伸膝后右腿伸膝。手的变化为侧平举—前平举—三点钟。在保持上半身中立位情况下可尝试双腿伸膝。每组4~6次，重复2~3组。

■ 仰卧脊柱肌肉耐力训练

　　浅水动作。练习者仰卧在水中，浮条位于颈部和膝关节下方。指导者将双手放置于练习者肩胛骨下方进行控制。指导者向左右两侧摆动练习者身体，练习者保持脊柱稳定位置。摆动范围由小及大，速度由慢至快。每组4~6次，重复2~3组。

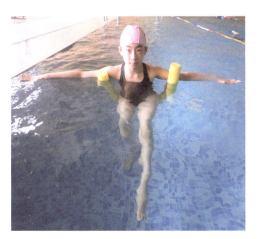

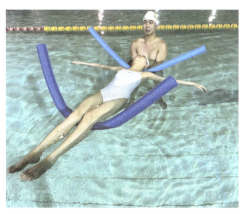

第8章　增进脊柱健康的水中锻炼方法

■ 水中行走

　　浅水动作。练习者站立在水中，保持身体直立，缓慢向前、后及侧方向行走。双手先放在腹横肌两侧，感受腹式呼吸时腹横肌的收缩，然后前后摆动双手，同时提膝抬腿，交叉触碰对侧膝盖。每组4~6次，重复2~3组。

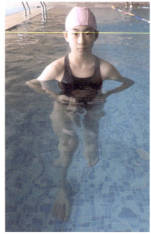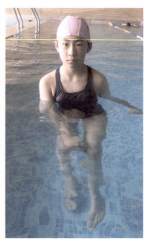

■ 俯卧漂浮推墙

　　深水和浅水动作。练习者佩戴浮力腰带，俯卧在水中，头部露出水面，身体保持呈一条斜线。双手抓住池边或相对稳定的泳道线，用力屈肘将身体拉向池壁，再迅速向后推离池壁，借助水的拖拽力形成脊柱牵引效果。每组4~6次，重复2~3组。

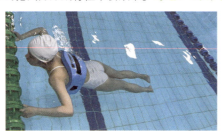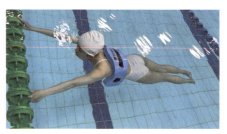

■ 扶墙站立摆髋

　　浅水动作。练习者站立在水中，身体保持直立。面对池壁，双手扶壁，向后抬起一条腿做伸髋运动，保持膝盖伸直，反向还原动作。接下来，侧对池壁站立，单手扶壁，抬起一条腿做髋外展运动，反向还原动作。回到起始姿势，一侧做完再做另一侧。注意保持身体稳定，速度由慢到快，感受身体对抗水的阻力。每组4~6次，重复2~3组。

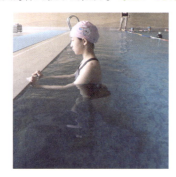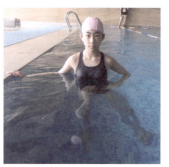

■ 靠墙上肢动作序列

　　浅水动作。练习者背靠池壁，半蹲在水中，背部紧贴池壁，手臂置于身体两侧。双臂先向前上抬再下压。然后双臂侧平举打开，侧方上抬再下压。接着双臂夹肘做外展、内收动作。在动作过程中，始终保持肩部、背部、腰部、臀部与池壁的接触，全身肌肉收紧并保持稳定。每组4~6次，重复2~3组。

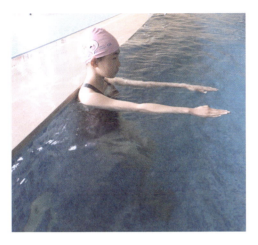 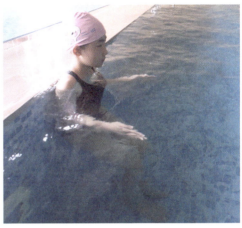

■ T字悬浮

　　深水动作。双手各持一个小浮力哑铃，侧平举打开。身体呈T字悬浮在深水中。目视前方，肩部下压，肩胛骨稍内收。保持稳定姿势30~60秒为1组，重复2~3组。

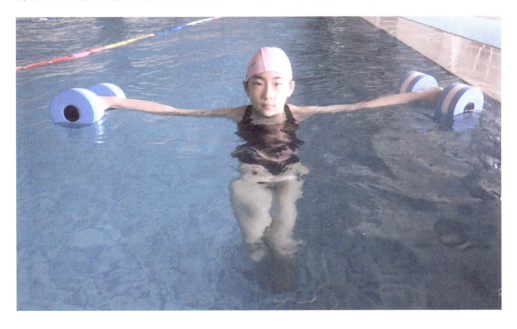

第 8 章　增进脊柱健康的水中锻炼方法

主要内容：松解紧张部位，强化脊柱深层稳定肌（浅水），水中肌肉训练，水中灵活性训练。

■ 扶墙直腿下压浮条

　　浅水动作。背对池壁站立，身体保持正直。将浮条放置在右脚的正下方，膝盖伸直。右腿随浮条的浮力作用向上抬起。保持身体直腿下压直至感觉到浮条会发生移动，然后放松腿部，让水的浮力帮助腿放松，提高髋关节的灵活性。接着，将右腿外展至身体右侧，做侧向的直腿下压与上抬练习。回到起始姿势，一侧做完再做另一侧。每组4~6次，重复2~3组。

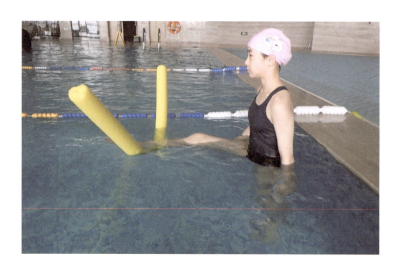

■ 浮条站姿练习

　　浅水动作。站立在浮条上，双腿平行，双脚开立，尽量保持身体正直，保持较长时间的稳定性。然后转身，双腿一前一后站立在浮条上，保持身体稳定。接下来在浮条上前后行走，挑战身体更强的稳定性。每组1次，重复2~3组。

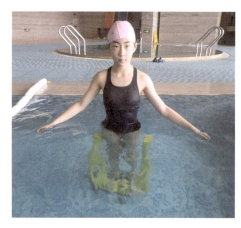

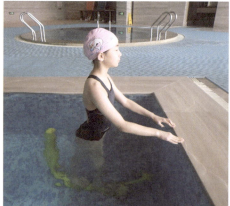

浮力长哑铃俯卧撑

深水和浅水动作。俯卧在水中，头在水面上。双手抓住长的浮力哑铃，将其下压至肩部正下方，形成俯卧撑的姿势。保持身体呈一条直线，缓慢屈肘，让哑铃朝胸前浮起，然后用力下压，直至手臂伸直。屈肘时吸气，下压时呼气。注意手臂全程在肩部下方移动。每组4~6次，重复2~3组。

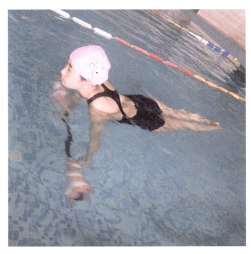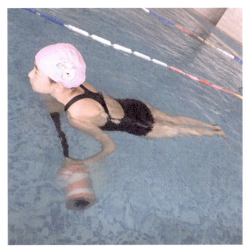

站立脚多方向点地

浅水动作。站立在水中，保持身体正直，双手侧平举。抬起一条腿向前、后、左、右方向移动，用脚尖点地。接着将双手举过头顶，向上伸直，并且抬起的腿做多方向点地动作。注意保持动作过程中身体的稳定性，脚尖尽量向远处点地。每组4~6次，重复2~3组。

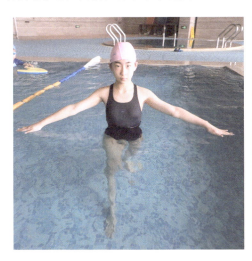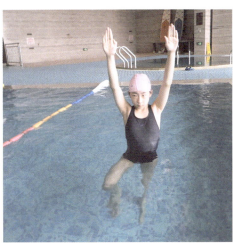

■ 浮板坐姿手臂动作序列

浅水动作。坐在浮板上，保持脊柱挺直，双脚分开与肩同宽，踩在地上。首先，双臂同时在身体前方直臂上抬、下压，然后单臂交替完成动作。接着，双臂水平打开做直臂上抬、下压动作。接下来，双臂夹肘做外展、内收动作。每组4~6次，重复2~3组。

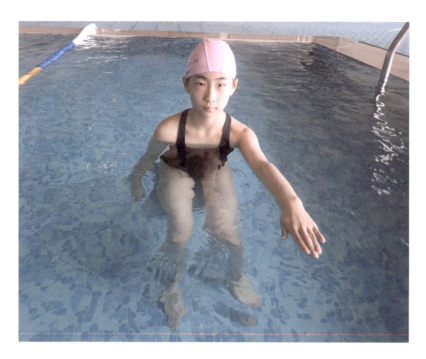

■ 双人推手对抗

浅水动作。两人面对面站立，中间间隔约一个手臂的距离。双人推手对抗。除手掌外，不可接触对方身体的其他部位。以一方失去平衡为结束。两人可先采用双脚站立姿势，再变换为单脚站立姿势。重复3~5次。

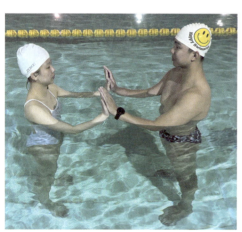

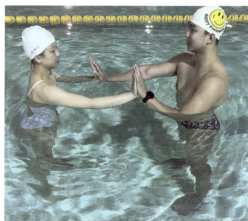

■ 自行车划船

深水动作。腰上可以佩戴浮力腰带，在水中呈直立悬浮姿势。双脚在水下做踩自行车动作，双手交替划水向前行进。注意在前进过程中不要出现弯腰弓背动作，保持脊柱挺直。然后，尝试做反向动作，向后行进。每组4~6次，重复2~3组。

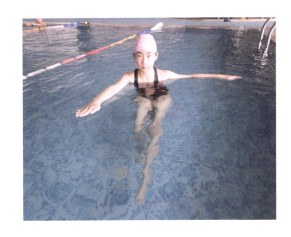

■ 收腹屈腿

深水动作。腰上佩戴浮力腰带，在水中呈直立悬浮姿势。双手可各持一个小浮力哑铃，也可徒手。双腿屈髋屈膝至大腿约与水面平行，保持5秒，还原动作。然后做单腿交替屈腿动作。注意在动作过程中保持脊柱挺直，肩部下压，不可耸肩弓背。每组4~6次，重复2~3组。

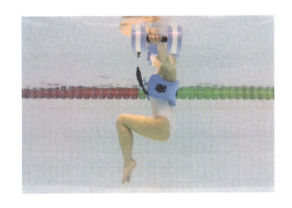

■ 屈肘下压

深水动作。腰上佩戴浮力腰带，在水中呈直立悬浮姿势，双手可各持一个小浮力哑铃。屈肘将哑铃在贴近身体的地方向下压，直至肘关节伸直。身体会随着肘压的动作稍稍上浮。每组4~6次，重复2~3组。

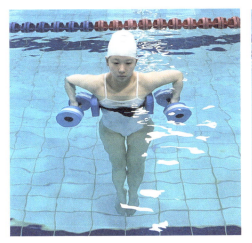
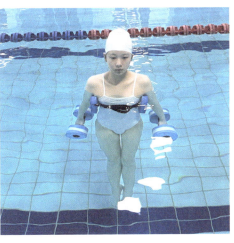

■ 浮板坐姿手腿伸展

浅水动作。坐立在浮板或浮条上，保持脊柱挺直，双脚分开与肩同宽，踩在地上，脊柱挺直。先抬起一条腿伸直，同时对侧手向前伸直，同侧手侧平举伸直，保持该姿势稳定5秒。然后交换腿保持姿势5秒。接下来，交换手完成动作。重复2~3组。

8.2.3 第三阶段：功能强化及增强体质的水中锻炼方法

主要内容：抗阻训练（器械），水中平衡与稳定性训练（深水），水中力量耐力，水中拉伸与放松。

■ T悬浮+剪刀腿

深水动作。T字悬浮。腰上佩戴浮力腰带，双手各持一个小浮力哑铃。脚尖朝向池底，做前后交叉摆腿动作。注意两腿不要分得太开。身体在摆腿的过程中会出现晃动及上下起伏，加强对姿势的控制，尽量保持稳定。分别保持15秒，30秒，60秒为1组，重复3组。

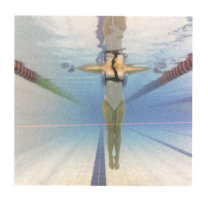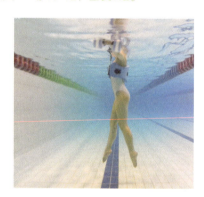

■ T悬浮+躯干环圈

深水动作。T字悬浮姿势。腰上佩戴浮力腰带，双手各持一个小浮力哑铃。在水中以躯干为轴心画圈，圈画得越大越好。该动作对躯干的灵活性与稳定性都提出了较大的挑战。向左、右两个方向分别画圈4~6次为1组，重复2~3组。

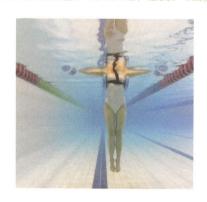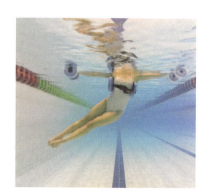

4字拉伸

深水动作。T字悬浮姿势。双手各持一个小浮力哑铃。先把一只脚踝放到另一条腿的膝盖上，大腿尽量放平。然后向上抬腿，拉伸髂胫束及髋部肌群。在感到明显拉伸极限的地方停顿15~30秒。换腿完成动作。完成以上动作为1组，重复2~3组。

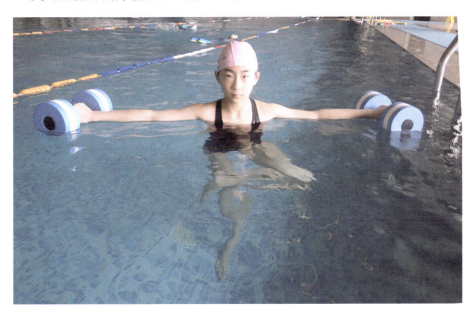

推浮板行走

浅水动作。站立在水中，保持脊柱挺直。双手持浮板靠近身体，使浮板竖立在水中。缓慢向前行走，在迈步的同时，双手将浮板用力向前推出，然后再将浮板拉回。在这一过程中会产生较大的水的波动，从而形成对身体稳定性的干扰。注意推拉浮板的动作，先缓慢完成，再逐步有控制地加快。每组4~6次，重复2~3组。

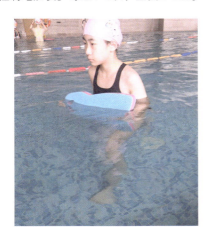
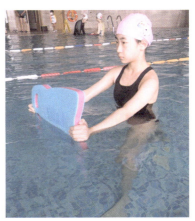

■ 长哑铃坐姿划手

深水动作。坐在一个长的浮力哑铃上，腰上可以佩戴浮力腰带。双腿并拢，屈膝使身体以坐姿悬浮在水中，脊柱挺直。保持身体姿势，用力做蛙泳划臂姿势在水下向后划水，使身体向前行进15米。然后，再向前划水，使身体向后退行15米。

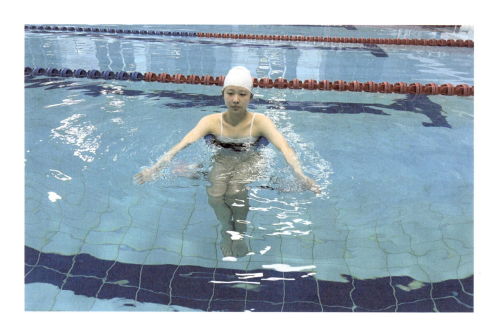

■ 仰卧手腿开合

深水动作。仰卧在水中，腰上佩戴浮力腰带，下颌微收，使身体保持水平姿势。双手侧平举，双腿打开，同时用力内收，身体会快速朝前行进。接下来，双手侧平举的同时双腿并拢，双手内收的时候双腿打开。逐渐加大手腿开合的幅度。每组4~6次，重复2~3组。

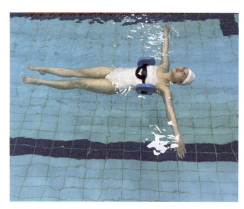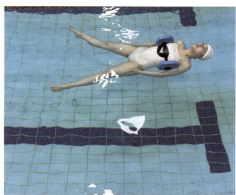

■ 钟摆动作

深水动作。T字悬浮。腰上佩戴浮力腰带，双手各持一个小浮力哑铃。吸气时身体向一侧伸展，呼气时摆动身体向另一侧伸展，躯干像钟摆一样摆动。身体会由于躯干动作而在水中移动。每组4~6次，重复2~3组。

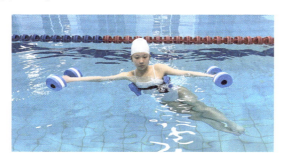

■ 站立压浮板

浅水动作。站立在水中，保持身体直立。将浮板放置在一只脚下，用力往下踩浮板直至其接触池底。然后缓慢抬腿，还原屈膝动作。先单腿下压，再双腿下压。每组4~6次，重复2~3组。

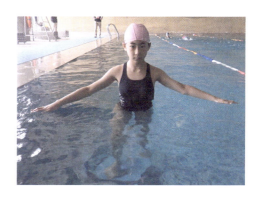

■ 浮力脚踝腿部动作

深水动作。T字悬浮姿势。双脚佩戴浮力脚踝。先做开合腿动作，尽量加大髋关节运动幅度，完成4~6次。然后做收腹提膝动作，保持大腿约与水面平行，再用力下压伸直膝盖，每组4~6次。重复2~3组。

■ 小船脚踏车

深水动作。水中俯卧撑姿势，双手在肩的正下方下压一根长的浮力哑铃，双腿向后伸展，脚背放置在另一根长的浮力哑铃上。身体呈俯卧水平姿势。将一条腿下放到水中，与身体呈90°悬浮。保持该姿势，悬浮腿做踩自行车动作使身体前行。接下来，做反向踩自行车动作，使身体向后行进。然后交换腿完成动作。每组4~6次。重复2~3组。

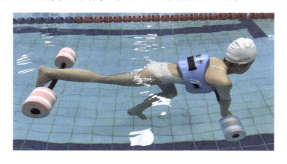

► 陆上平板支撑VS水中平板支撑

　　想要拥有健康强壮的核心，光有令人羡慕的腹肌远远不够。腹直肌只是组成核心区的众多肌肉之一。如果核心区某一肌群过度发展，势必会造成它与其他肌群肌力不平衡的现象，进而导致损伤，最常见的此类损伤就是下背痛。

　　功能性训练告诉我们，练习动作应包括多方向运动，且尽可能募集更多肌群参与运动，使练习动作更接近于现实生活中发生的动作，同时对力量、爆发力、灵敏性等多种素质产生积极影响。等长收缩训练（静力性训练）在保持身体姿势的同时通过身体支撑和其他稳定的方式激活肌群（无关节运动）。等长收缩训练方式对关节没有任何耗损，并且不会使原本存在错误动作模式的练习者在练习中进一步恶化，因此是强化肌肉力量的"绿色"方式。平板支撑就是此类练习的代表。同时训练多肌群可在强化核心力量的同时，使损伤或肌力不平衡的风险最小化。

　　平板支撑是在脊柱正常伸展的姿势（模拟直立姿势）下强化核心区所有肌群的练习动作。在水中进行平板支撑练习时，对颈部与背部肌群的挑战程度比陆上练习更大。水中平板支撑练习可预防或缓解头痛、颈部疼痛及背部不适等。水中平板支撑要求身体不断适应持续变化的重心，同时要求身体对抗水的流动以保持稳定。在水中进行"平板支撑"所获得的训练效果可正向迁移至陆上平板支撑练习中。可获得的训练效果包括提高胸部、肩部力量与稳定性，强化下背部、腹部及躯干侧部的力量。当核心区变得强壮，日常生活中的活动会变得更轻松，运动能力得到提高。

第8章　增进脊柱健康的水中锻炼方法

182